Gabriele Schuller

Wellness
Painting

MALEN FÜR DIE SEELE

OZ creativ

Inhalt

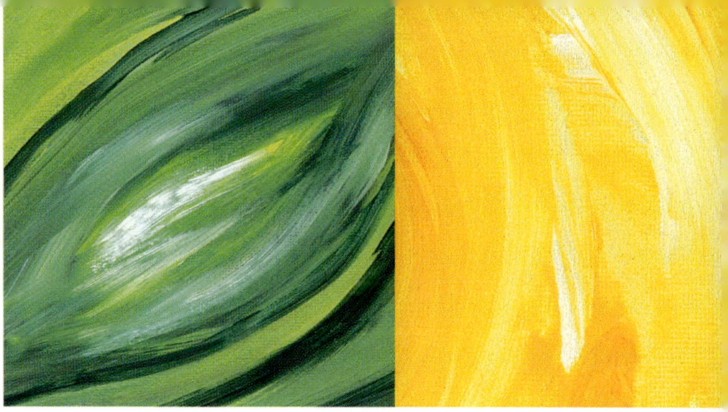

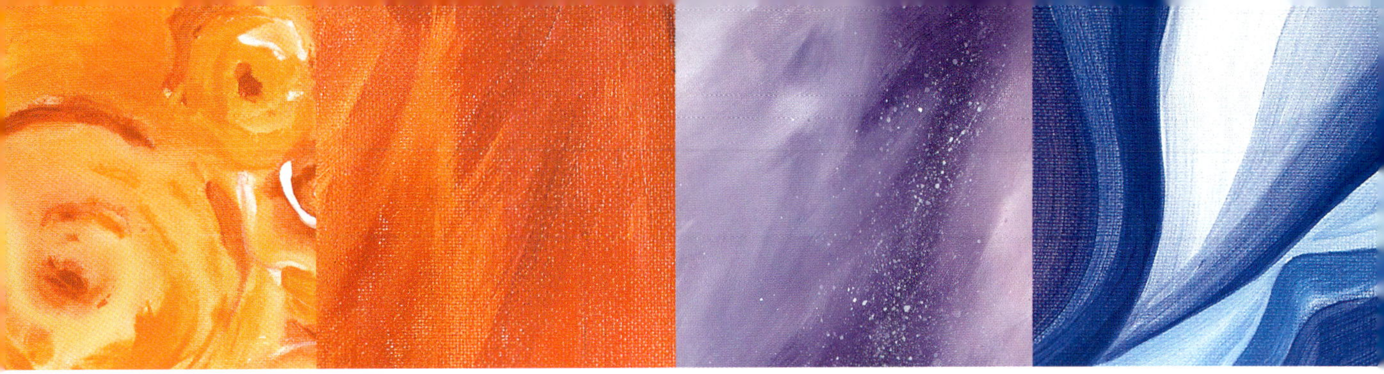

Einführung

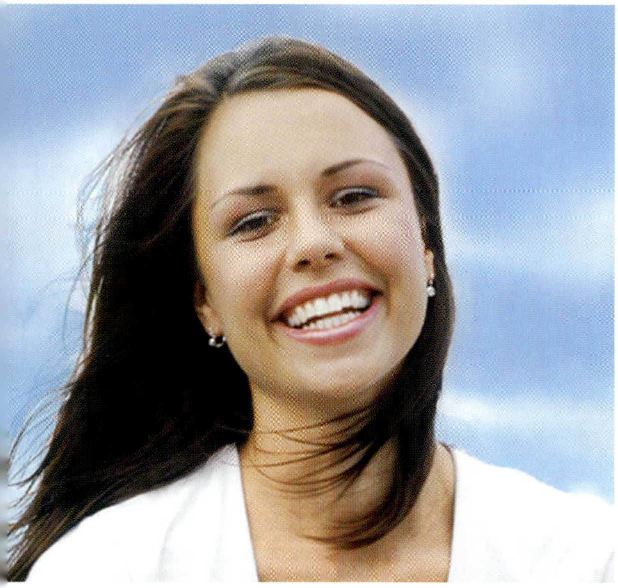

Stress abbauen

Tagtäglich müssen wir den Anforderungen im Beruf genügen und sind der Hektik des Alltags ausgesetzt. Doch wir haben nur begrenzt Kraft und so wird uns der Stress oftmals einfach zu viel. Die Stressstoffe im Körper nehmen überhand; sie werden nicht mehr abgebaut, blockieren das Immunsystem und kosten uns Energie – auf lange Sicht können so ernsthafte Krankheiten entstehen. Entspannung ist unglaublich wichtig für unsere Gesundheit. Wir brauchen Ruhe und Erholung, müssen Ferien vom Alltag machen: In diesen Zeiten lösen sich Anspannungen auf und wir tanken wieder Kraft. Noch besser ist es, wenn wir jeden Tag einen Ausgleich schaffen können; wenn wir etwas finden, was uns hilft, unser körperliches und seelisches Gleichgewicht wiederherzustellen.

Entspannen lernen

Als Ausgleich für die Anstrengungen des Lebens eignet sich gerade das Malen besonders, denn es hat auf viele Menschen eine sehr entspannende Wirkung: Man kann dabei den Alltag und alles, was damit zusammenhängt, vergessen; Körper, Geist und Seele richtig baumeln lassen und sich so wieder auf sich selbst konzentrieren – einfach abschalten und entspannen. Wenn Ihr Alltag schon mit familiären und beruflichen Verpflichtungen übervoll ist, glauben Sie vielleicht, dass Sie eigentlich gar keine Zeit mehr übrig haben für eine zusätzliche Tätigkeit. Sehen Sie das Malen einfach als eine Verpflichtung sich selbst gegenüber an: Jeder Mensch benötigt ein wenig Zeit für sich selbst. Wer sich selbst schon einmal mit einem Blatt Papier bzw. einem Keilrahmen und Farben an die Arbeit gemacht hat, weiß, dass er den Alltag beim Malen hinter sich lässt, dass alles Unangenehme von ihm abfällt. Was bleibt ist Entspannung und ein unglaubliches Wohlgefühl, man lässt sich von Farben und Formen inspirieren. Zu malen ist ein Genuss, man betritt quasi eine völlig andere Welt, die verschüttet zu sein schien; man empfindet wieder Glück und auch andere angenehme Gefühle, die man schon verloren glaubte, werden an die Oberfläche geschwemmt. Sie werden feststellen, dass Sie beim Malen ruhiger werden, was sich wiederum positiv auf alle Menschen auswirkt, mit denen Sie zusammen sind. Gönnen Sie sich diese Erlebnisse!

Visualisieren

Nutzen Sie Ihre Fantasie, Ihre Vorstellungskraft, um Bilder von Situationen und Dingen entstehen zu lassen. Auf diese Weise werden Ihre fünf Sinne (Sehen, Riechen, Hören, Schmecken und Tasten) angeregt und Ihre Gefühlswelt bereichert. Wenn Sie sich etwas vorstellen, was Sie froh macht, produziert Ihr Gehirn „Glücksstoffe" und lässt Sie so ein Glücksgefühl erleben. Ihre Vorstellungskraft kann also eine ausgesprochen positive Wirkung auf Ihren Körper haben, wenn sie dazu eingesetzt wird, das innere Gleichgewicht wiederzufinden.

Farben und ihre Kraft

Licht und Farben beeinflussen viele Bereiche unseres täglichen Lebens enorm. Bestimmte Qualitäten und Eigenschaften werden mit Farben in Verbindung gebracht, so steht z.B. Rot für Liebe und Leidenschaft und Blau für Frieden und Entspannung. Da sie erwiesenermaßen eine Wirkung auf unseren Körper haben, kann man Farben ebenfalls einsetzen, um Körper, Geist und Seele in Einklang zu bringen; um Kraft zu tanken, Energie zu schöpfen ... Die Arbeit mit Farben hat also auch eine therapeutische Wirkung, denn sie setzt positive und kreative Energien frei, die wiederum für unsere Gesundheit und unser gesamtes Wohlbefinden von großer Bedeutung sind. Und beim Malen haben wir direkten Kontakt mit Farben.

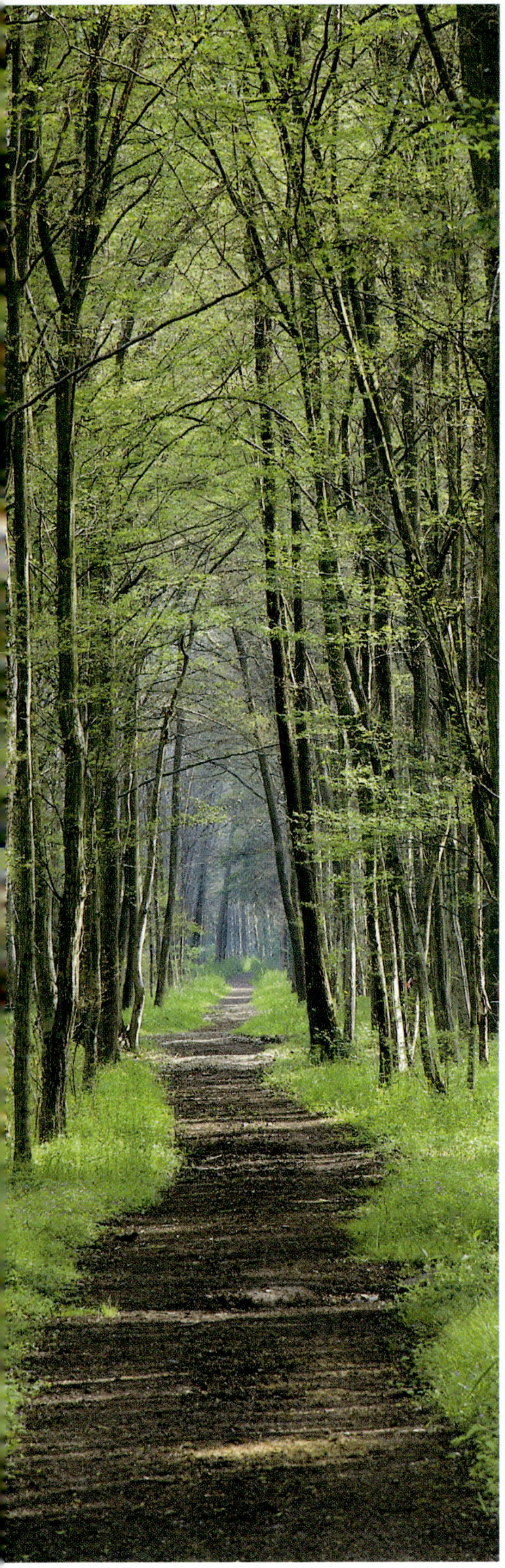

Jeden Moment erleben

Die meiste Zeit über sind wir uns dessen nicht wirklich bewusst, was um uns herum vor sich geht. Fast automatisch gehen wir unserer Arbeit nach – in Gedanken befinden wir uns noch in der Vergangenheit oder schon in der Zukunft – und vergessen dabei ganz die Gegenwart. Auf diese Weise gehen uns viele kostbare Momente verloren. Wachheit hilft uns, diesen Augenblick zu erleben und in der Gegenwart zu bleiben.
Versuchen Sie sich zu erinnern: Wann haben Sie das letzte Mal die Farben einer Blüte oder eines Blattes bewusst wahrgenommen? Wann haben Sie begeistert einen atemberaubenden Regenbogen betrachtet? Wann staunen Sie über die Leuchtkraft der Farben in Ihrer täglichen Umgebung? Wenn Sie in der Gegenwart leben, entgeht Ihrer Aufmerksamkeit nichts: Sie sehen, hören, riechen, schmecken und spüren. Die Farben werden leuchtender und strahlender, die Düfte intensiver und Sie wundern sich über die Vielzahl der Geräusche und die Schönheit der Musik und darüber, wie sich z.B. der laue Wind auf der Haut anfühlt, wie die salzige Meeresluft schmeckt. Versuchen Sie Ihre Umgebung mit allen Sinnen aufzunehmen, egal was Sie gerade tun.

... und nun zum Malen

Will man malen, so braucht man keine komplizierten Techniken, sondern einfach nur ein Blatt Papier oder einen Keilrahmen, eine Palette, Farben und Pinsel. Verwenden Sie immer zwei Wassergläser: In einem Glas waschen Sie Ihre Pinsel aus und das andere brauchen Sie zum Malen. (So müssen Sie die Sitzung nicht unterbrechen, um das Wasser zu wechseln.) Mit einem Mallappen können Sie Farbreste entfernen und die Pinsel abtrocknen. Es soll nicht darum gehen, ein tolles Kunstwerk zu schaffen, wichtig ist vielmehr, dass Sie sich beim Malen wohl fühlen. Je sicherer Sie im Umgang mit den Farben werden, umso interessanter fallen Ihre Arbeiten aus.
Manche Bilder werden allerdings ganz anders aussehen, als Sie es sich vorgestellt haben, und Sie werden Farben entdecken, die Sie vorher noch nie benutzt haben. Seien Sie am Anfang nicht zu kritisch mit sich selbst: Mit der Übung werden Sie Ihren persönlichen Stil finden. Die Bilder in diesem Buch

müssen Sie nicht detailgetreu nacharbeiten – es sind nur Vorschläge, die Ihnen ein Beispiel geben und so den Einstieg ins jeweilige Thema erleichtern sollen. Deshalb ist nicht immer ganz ausführlich beschrieben, wie Sie die Bilder in diesem Buch nachmalen können – bringen Sie lieber Ihre eigenen Impulse, Gefühle und Vorstellungen auf die Leinwand. Lassen Sie Ihrer Fantasie beim Malen freien Lauf, spielen Sie mit Farben und Formen – versuchen Sie Ihr Innerstes, Ihr eigenes Erleben aufs Papier zu bringen. Sie werden feststellen, dass Farben Ihre Fantasie anregen und dass mit Farbe und Pinsel zu arbeiten auf geheimnisvolle Weise erquickt. Ruhe kehrt ein, alles andere ist vergessen und Sie fühlen sich wunderbar wohl.
Halten Sie, wenn Sie das Malen beendet haben, stets einen Moment inne und lassen Sie Ihren Blick auf dem entstandenen Gemälde ruhen. Fragen Sie sich: Wie wirkt das Bild auf mich?

Wellness-Malübungen

Die Übungen sollen Sie dazu einladen, sich kreativ mit den Farben und Ihren Gefühlen auseinander zu setzen. Sie benötigen ein Malbuch in DIN-A4 mit festerem Papier, das Sie im Fachhandel erhalten.
In dieses Buch können Sie Ihre persönlichen Skizzen zeichnen und malen. Und Sie schreiben die Eindrücke, Ideen und Empfindungen hinein, die bei den Übungen in Ihnen auftauchen. Versuchen Sie auch die Übungen zu machen, die Sie nicht sofort ansprechen, und beantworten Sie die Fragen zu den Übungen. Halten Sie sowohl positive als auch negative Empfindungen fest. Sie werden sich selbst und Ihre Umwelt mit anderen Augen betrachten.
Malen Sie sich glücklicher und zufriedener mit den Farben, die Sie visualisieren und aufs Papier bringen.

Ich wünsche Ihnen viel Freude mit diesem Buch und natürlich auch beim Malen. Neues und Erstaunliches wartet auf Sie … und jede Menge Entspannung.

Gabriele Schuller

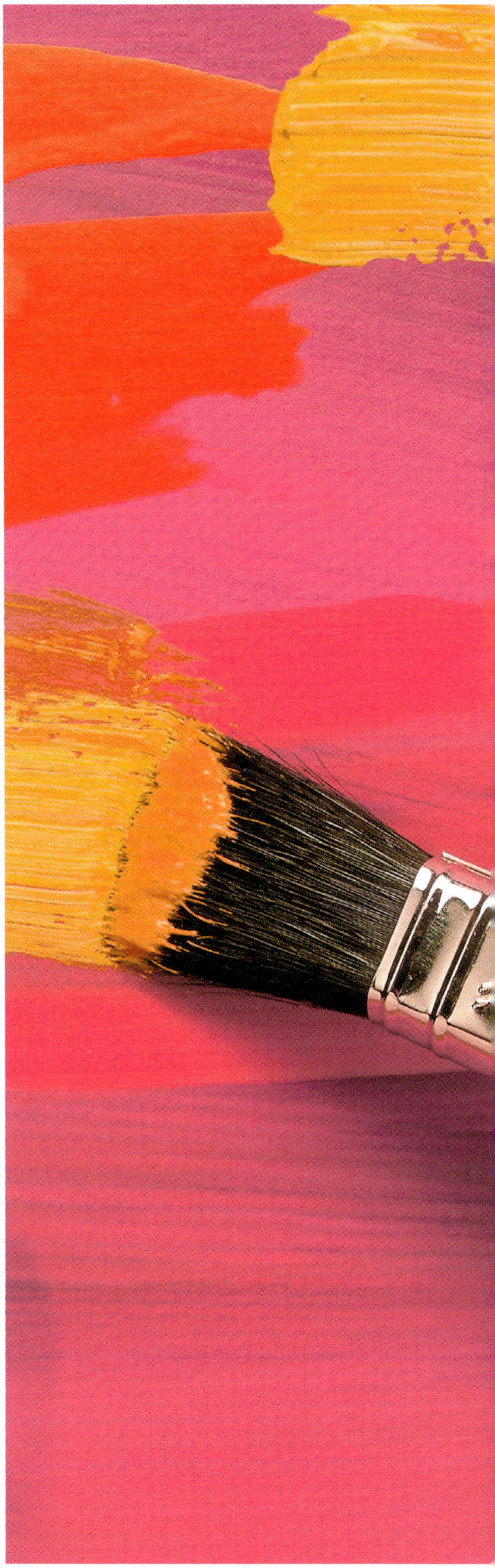

Vorbereitung

Ein paar Tipps vorab

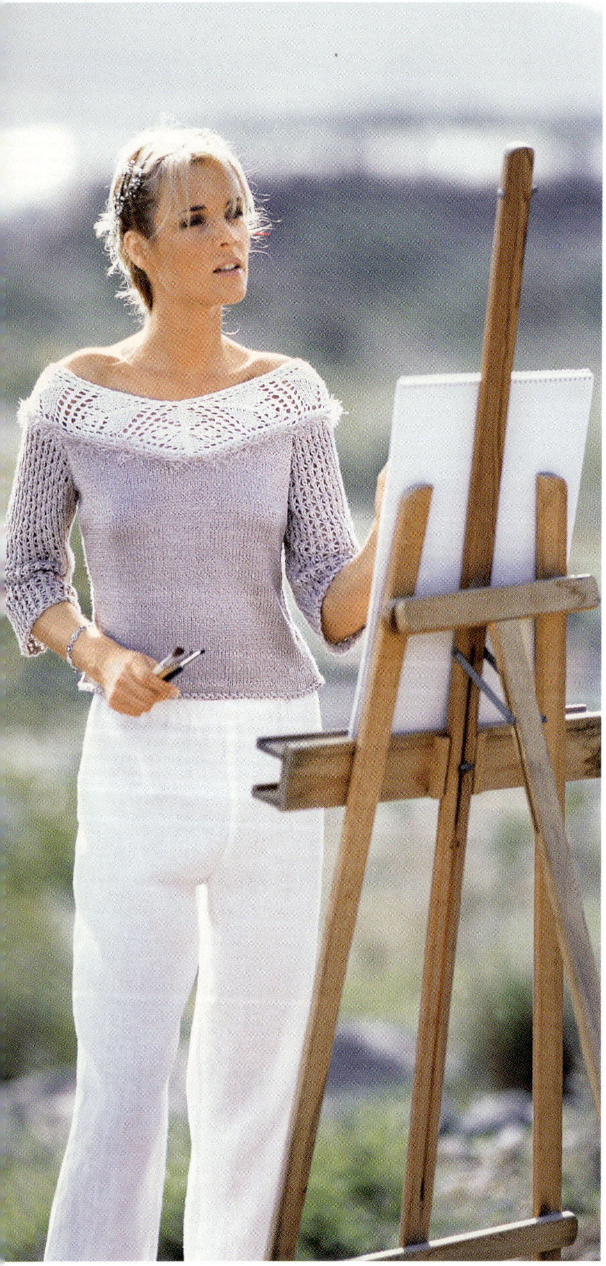

1. Ihr Entspannungsplatz

Wenn Sie entspannt malen möchten, sollten Sie darauf achten, dass Sie in dieser Zeit nicht gestört werden. Falls Sie zu Hause kein eigenes Zimmer haben, in das Sie sich zurückziehen können, richten Sie sich eine kleine Ecke mit einer Staffelei und Malutensilien in einem ruhigen Raum ein. Ein solcher „fester" Platz zum Malen ist sehr günstig, denn Ihr Verstand verbindet dann bereits den Ort mit einem Gefühl von Erholung und Entspannung.
Suchen Sie Ihre „Mal-Oase" auf, wenn Sie Ihr letztes Werk noch einmal in aller Stille bewundern wollen und wenn Sie unter Stress und Anspannung leiden. Und: Vergessen Sie Ihr schlechtes Gewissen, weil Sie sich eine Pause gönnen, obwohl verschiedene dringende Arbeiten noch nicht erledigt sind. Das alles geht nach einer Erholungsphase meist viel schneller.

2. Ein gemütliches Ambiente

Sorgen Sie für eine gemütliche Atmosphäre im Raum. Sie können während des Malens auch Musik hören, denn Musik trägt ebenfalls dazu bei, dass Sie sich wohl fühlen und den Alltag vergessen können ... Sie gehen also ganz beschwingt oder entspannt ans Werk. Tragen Sie beim Malen Kleidung, auf die Sie nicht aufpassen müssen, denn Sie werden Farbspritzer nicht vermeiden können. Eine bequeme Hose bzw. ein Rock und ein locker sitzender Pulli, die Ihren Körper nicht einengen, tragen natürlich auch zur Entspannung bei. Legen Sie sich Ihre Malutensilien zurecht, bevor Sie mit der Atemübung beginnen. Sorgen Sie auch dafür, dass Sie von niemandem gestört werden.

3. Die Atemübung

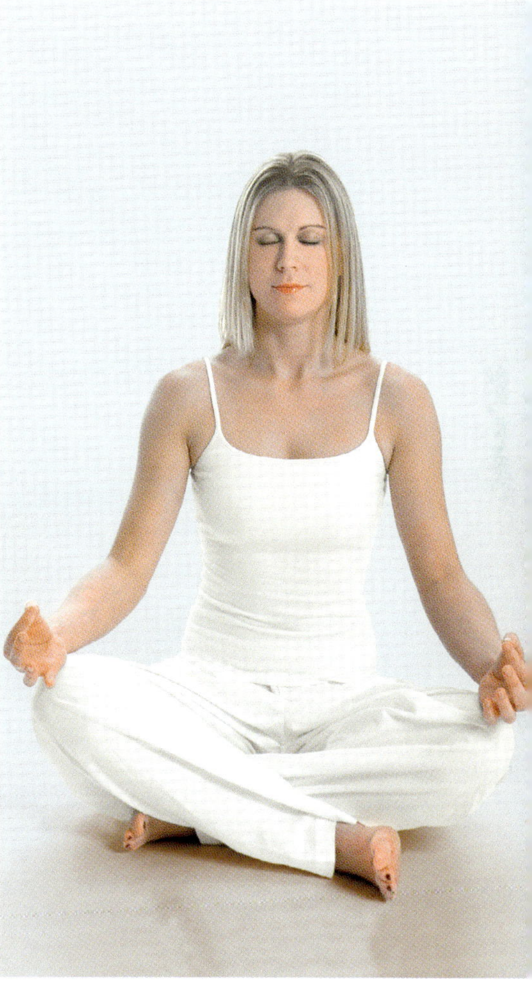

Das tiefe und fließende Atmen ist wegen seiner harmonisierenden Wirkung auf das vegetative Nervensystem von großer Bedeutung; es löst körperliche Verspannungen und lässt auch die Seele wieder frei atmen. Für die Atemübung setzen Sie sich am besten aufrecht auf einen Stuhl oder Hocker; die Beine sind angewinkelt, die Füße stehen mit etwas Abstand parallel auf dem Boden. Wenn es Ihnen möglich ist, lehnen Sie sich nicht an: So kann der Atem besser fließen. Ziehen Sie das Kinn ein wenig an, so dass die Wirbelsäule bis zum Kopf eine Linie bildet. Die Hände liegen locker im Schoß oder auf den Oberschenkeln.

Schließen Sie die Augen und atmen Sie einfach ruhig und entspannt ein und aus. Konzentrieren Sie sich auf Ihren Atem und zählen Sie Ihre Atemzüge ... jeweils bis fünf, dann beginnen Sie wieder von vorn. Lassen Sie die Luft tief und gleichmäßig durch die Nase einströmen; spüren Sie dabei dem Weg nach, den die Atemluft nimmt, bis sie die Lunge schließlich ganz füllt. Atmen Sie dann langsam so lange aus ... bis die Atemluft von selbst wieder einströmt. Geben Sie sich dem natürlichen Atemrhythmus ein paar Minuten lang hin ... und öffnen Sie nun die Augen, recken und strecken Sie sich. Nun können Sie sich ganz dem Malen widmen.

Ich empfehle Ihnen, diese Übung stets vor der Visualisierung zu machen; so stimmen Sie sich auf Ihre inneren Welten und das Malen ein.

4. Zum Wellness-Malen

Für die ersten Malversuche mit Wasserfarben können Sie einen Schulmalkasten verwenden. Finden Sie Spaß am Malen, können Sie sich immer noch einen Aquarellkasten besorgen. Farben lassen sich sowohl auf der Palette als auch direkt auf dem Keilrahmen oder Papier mischen, indem eine weitere Farbe in eine noch feuchte Farbe gemalt wird. Verwenden Sie Papier und Keilrahmen in der Größe Ihrer Wahl. Zum Vorzeichnen sind wasserlösliche Farbstifte zu empfehlen, da die Linien mit einem feuchten Lappen gut wieder entfernt werden können.

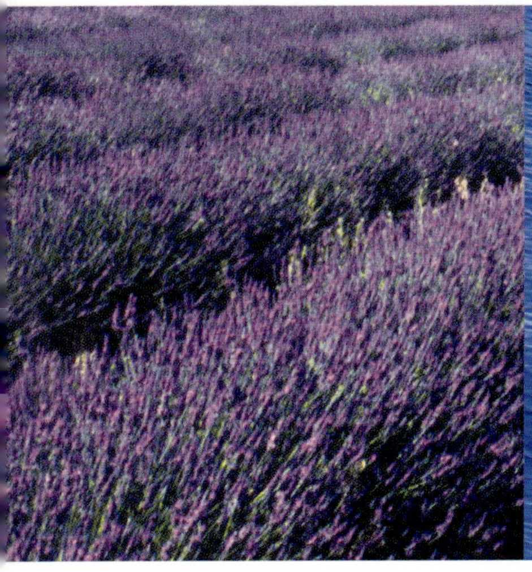
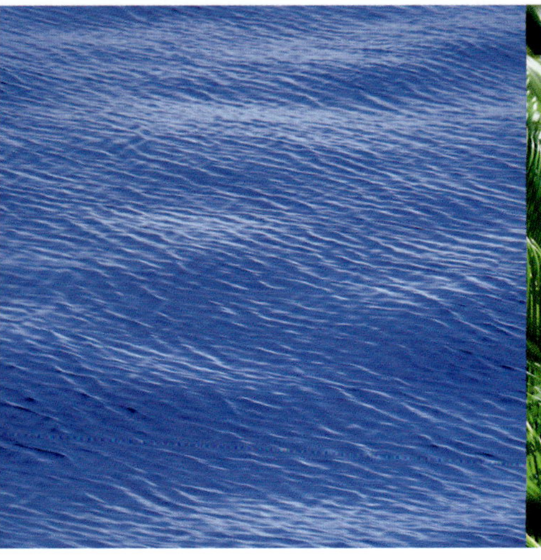
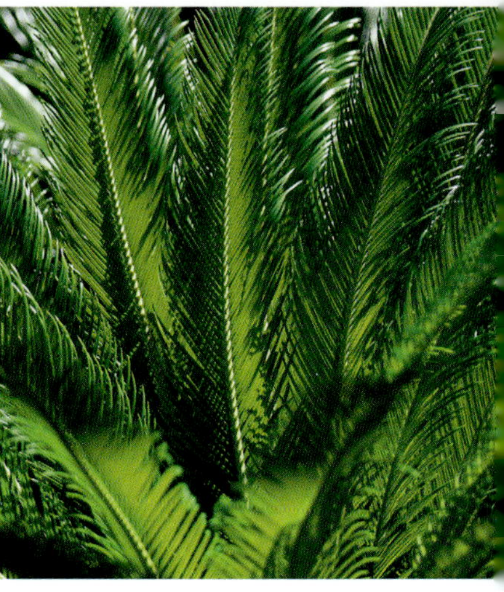

Regenbogen

14

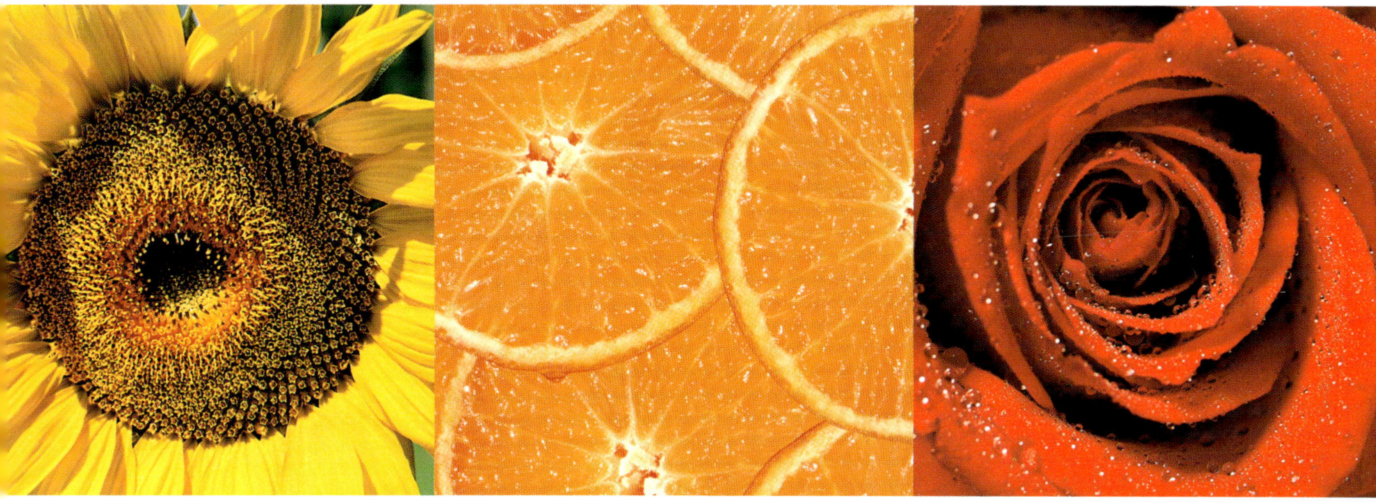

farben

Gelb

Entdecken Sie sich im Gelb

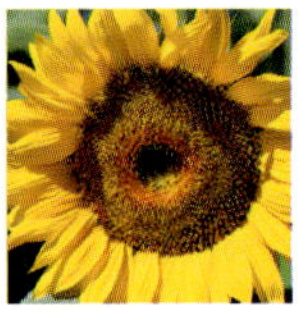

Das Licht der Sonne ist warm und gelb; wir lieben und genießen die Sonnenstrahlen auf unserer Haut. Gelb ist die leichteste der bunten Farben; es wird mit den Geschmacksempfindungen „erfrischend" und „sauer" in Verbindung gebracht. Die Farbe der Sonne wirkt heiter und beschwingt. Fügt man noch etwas Orange hinzu, strahlt Gelb pure Lebensfreude aus. Es erhellt, leuchtet und steht für höchste Glückseligkeit.

Material:

Keilrahmen, 40 x 50 cm

Marabu-StudioAcrylfarben in

- Primärgelb
- Kadmiumgelb hell
- Kadmiumgelb dkl.
- Titanweiß

Synthetikhaarpinsel, Größe 20

2 Wassergläser, Palette, Mallappen

Musik:

„weiche", harmonische Musik

Visualisierung

Setzen Sie sich bequem hin und schließen Sie die Augen. Lassen Sie vor Ihrem inneren Auge ein angenehm warmes, strahlendes Gelb entstehen, das sich auf Sie zubewegt. Verbinden Sie mit dieser Farbe alles, was Ihnen Freude bereitet. Lassen Sie sich in das Gelb hineinfallen und nehmen Sie es gleichzeitig mit allen Sinnen in sich auf. Falls Sie Schwierigkeiten haben, sich diese Farbe vorzustellen, denken Sie einfach an den Geschmack von Zitronen, Bananen oder Honigmelonen. Sie können aber auch versuchen, sich einen Strauß Sonnenblumen vorzustellen. Geben Sie sich dieser Erfahrung so lange hin, bis Sie sich ganz auf diese Farbe eingestimmt haben. Öffnen Sie die Augen und tauchen Sie den Pinsel ins Wasser, danach in gelbe Farbe. Beginnen Sie zu malen, was immer aufs Papier will.

So einfach geht's

Wollen Sie das Bild auf dieser Seite nachmalen, nehmen Sie etwas Kadmiumgelb hell und tragen es auf den Keilrahmen auf. Der Pinsel bewegt sich einfach im Kreis. Genießen Sie die gelbe

Farbe und spüren Sie den kreisenden entspannenden Bewegungen des Pinsels nach. Verwenden Sie zum Strukturieren etwas Primärgelb, lassen Sie die Farbe in das feuchte Kadmiumgelb hineinfließen. Legen Sie nun in einer Spirale eine Spur mit Titanweiß an, die von innen nach außen immer größer wird. Und zum Abschluss fliegt der Pinsel mit Kadmiumgelb dkl. ganz frei über die Leinwand, so dass das helle Gelb nur stellenweise vertieft wird. Malen Sie das gleiche Bild auch in anderen oder unterschiedlichen Gelbtönen.

Wirkung

Betrachten Sie Ihr Werk noch einmal: Wie wirkt Ihr gelbes Bild auf Sie? Gelb ist eine Farbe, die uns erhellt; sie durchstrahlt uns wie die Sonne und schenkt uns Energie, Wärme und Heiterkeit. Sollten Sie sich also deprimiert und niedergeschlagen fühlen oder unter Frühjahrsmüdigkeit leiden, empfehle ich Ihnen: Malen Sie ein gelbes Bild, kleiden Sie sich in Gelb und essen Sie gelbe Früchte und gelbes Gemüse.

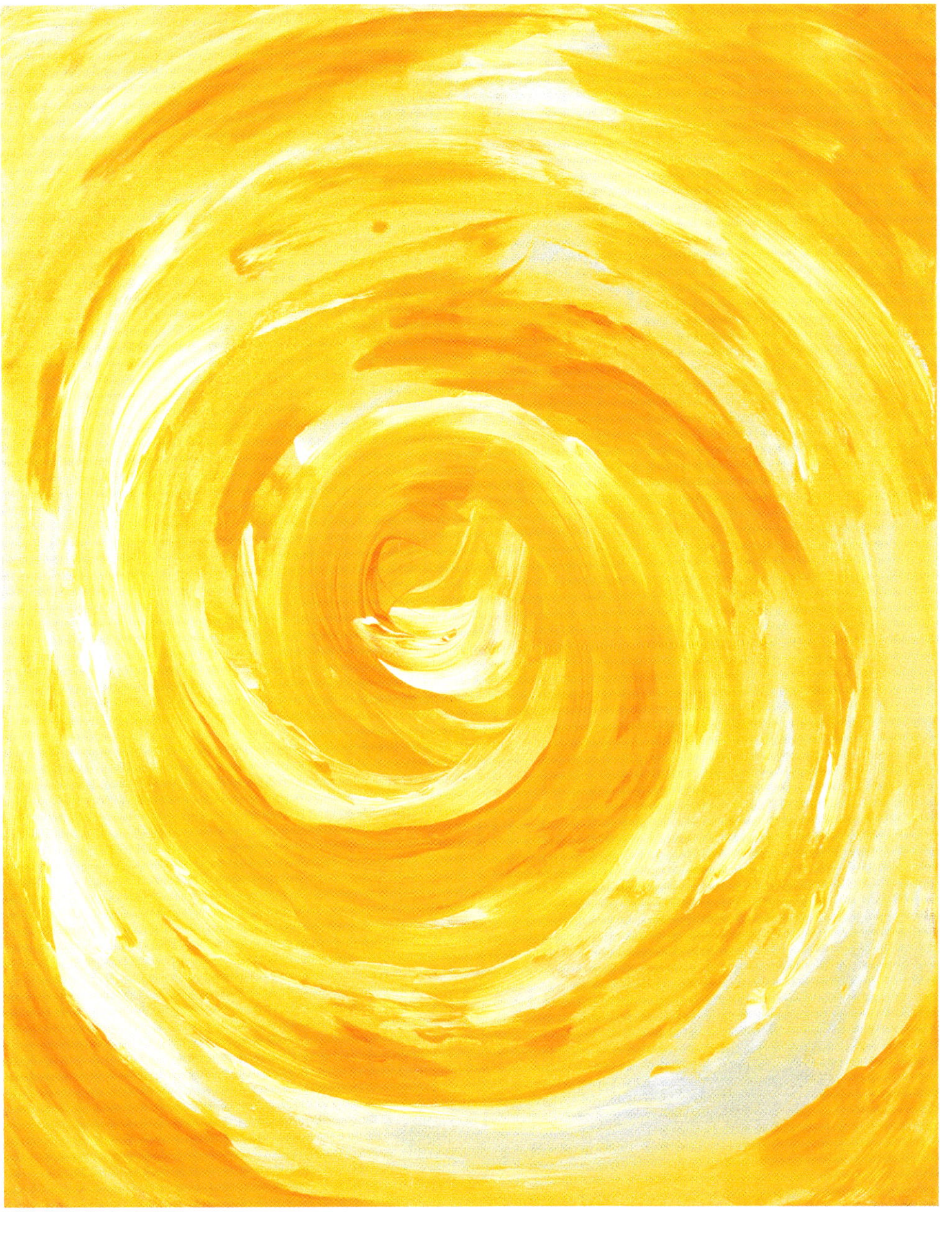

Wellness
Malübung

Malen Sie verschiedene kleine gelbe Bilder und vertiefen Sie den Farbton oder hellen Sie ihn auf. Hängen Sie Ihre Werke anschließend an verschiedenen Plätzen in Ihrer Wohnung/Ihrem Haus auf, um Ihre Stimmung an trüben Tagen zu verbessern.

Blau

Die „blaue Stunde" der Entspannung

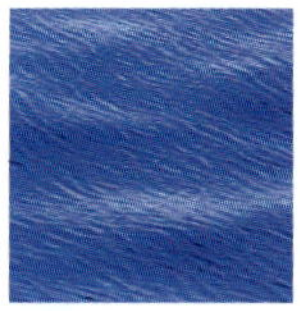

Als „blaue Stunde" bezeichnet man die Zeit der Abenddämmerung: Die Arbeit ist getan, jetzt darf man sich entspannen, erholen und zurückziehen. Es ist „Ihre Zeit": Greifen Sie einfach zu Pinsel und Farbe. Blau ist die Farbe der Ferne und steht für fantastische Ideen. Außerdem ist es die Farbe der geistigen Erkenntnis.

Visualisierung

Stellen oder setzen Sie sich vor Ihren Keilrahmen und schließen Sie Ihre Augen. Lassen Sie vor Ihrem geistigen Auge folgendes Bild entstehen: Sie stehen am Strand und sehen in die Weite eines tiefblauen Meeres. Am Horizont fließt der hellblaue Himmel in das Meer hinein und die Wellen wiegen sanft hin und her. Die Sonne lässt Lichtreflexe auf dem Wasser tanzen. Dabei dringen das sanfte Rauschen der Wellen und der Ruf einer Möwe an Ihr Ohr. Sie nehmen den Duft des Meeres wahr und erinnern sich an Ihren Urlaub, an das wunderbare Blau des Meeres. Sie springen in die blauen Fluten, spüren das kühle, erfrischende Wasser um sich herum ... Sie fühlen sich frei und wohl. Öffnen Sie die Augen und lassen Sie diesen blauen Zauber in Ihr Bild hineinfließen.

Material:

Keilrahmen, 40 x 50 cm

Marabu-StudioAcrylfarben in

• Cyan • Coelinblau • Ultramarin

• Pariserblau • Titanweiß

Synthetikhaarpinsel, Größe 16

2 Wassergläser, Palette, Mallappen

wasserlöslicher Farbstift in Blau

Wellness
Malübung

Malen Sie ein kleines Bild in den Farbtönen des Himmels. Betrachten Sie dieses Bild mehrmals am Tag. Es wird Ihren Geist befreien und Ihre Seele beruhigen.

Musik:

sphärische Klänge

So einfach geht's

Wollen Sie dieses Bild nachmalen, so ziehen Sie mit dem wasserlöslichen Farbstift eine Horizontlinie. Mischen Sie Coelinblau und Titanweiß und beginnen Sie an der Horizontlinie mit dem Himmel. Den Himmel durch Zugabe von Coelinblau immer weiter vertiefen. Die Farbe mit waagerechten Pinselschwüngen aufmalen. Im oberen Bereich des Keilrahmens noch etwas Cyan zum Verstärken hinzufügen. Das Meer, das Auf und Ab der Wellen, malen Sie in den verschiedenen Blautönen. Auch hier beginnen Sie wieder an der Horizontlinie, indem Sie Pariserblau auftragen. Anschließend das Meer sanft fließend bis zum unteren Keilrahmenrand in Ultramarin und Cyan und in Titanweiß malen. Direkt in die noch feuchte Farbe malen, so entstehen schöne Farbnuancen. Um den Farbton zu vertiefen, nehmen Sie Pariserblau.

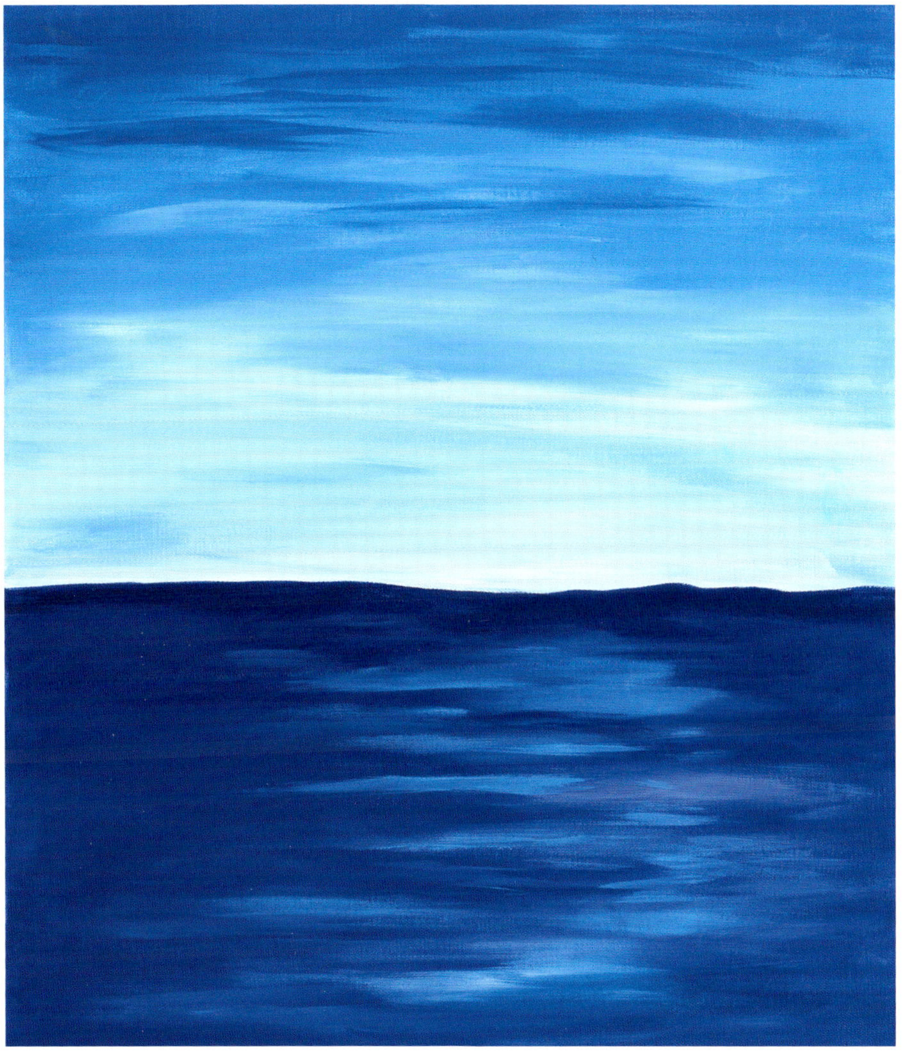

Wirkung

Betrachten Sie das fertige Bild: Wie wirkt es auf Sie?
Blau entspannt, beruhigt und hilft dem Körper, in einen angenehmen Ruhezustand zu kommen; es lässt die Atmung gleichmäßiger und tiefer werden – so können Sie besser einschlafen. Außerdem wird ihm sogar eine entzündungshemmende Wirkung nachgesagt: Blau kann die Heilung fördern.

Rot

Die Farbe der Leidenschaft

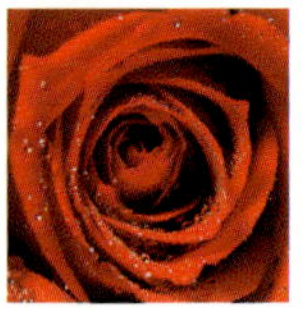

Rot ist die aktivste und vitalste Farbe des Farbkreises; sie steht für Power und Leidenschaft. Es ist die elementare Farbe des Kreises und birgt die Kraft des Lebens. Haben Sie wenig Energie, sind Sie lustlos, fühlen Sie sich körperlich und emotional schwach? Dann empfehle ich Ihnen: Malen Sie ein Bild in dynamischem Rot. Es wird Sie anregen, Ihnen Mut und Kraft für Neues schenken.

Visualisierung

Setzen Sie sich entspannt hin und nehmen Sie sich einen Augenblick Zeit, schließen Sie die Augen. Stellen Sie sich vor, dass Sie in einem roten Raum sitzen. Spüren Sie die rote Energie, erleben Sie diese Farbe ganz und gar. Will es Ihnen nicht gelingen, sich die Farbe zu vergegenwärtigen, lassen Sie vor Ihrem geistigen Auge eine Erdbeere entstehen. Beißen Sie mit Genuss in diese herrliche, vollreife rote Frucht hinein. Fühlen Sie, wie sich der rote, süße Saft auf der Zunge ausbreitet, wie er sanft den Gaumen hinabgleitet. Nehmen Sie den Duft der frisch gepflückten roten Erdbeere wahr.
Wenn Sie ganz und gar von dem schönen warmen Rot erfüllt sind, öffnen Sie die Augen. Die Visualisierung der Farbe Rot mag in Ihnen viel Energie freigesetzt haben. Sie nehmen ganz deutlich die freudige Erregung wahr, spüren die Spannung und können es kaum noch erwarten: Sie wollen nun endlich malen. Nehmen Sie den Pinsel in die Hand und geben Sie dem Ausdruck, was in Ihnen entstanden ist.

Material:

Keilrahmen, 40 x 50 cm

Marabu-StudioAcrylfarben in

•Kadmiumorange •Kadmiumrot hell

•Kadmiumrot dkl. •Eisenoxidschwarz

Synthetikhaarpinsel, Größe 16

2 Wassergläser, Palette, Mallappen

Musik:

rhythmische Musik mit Power

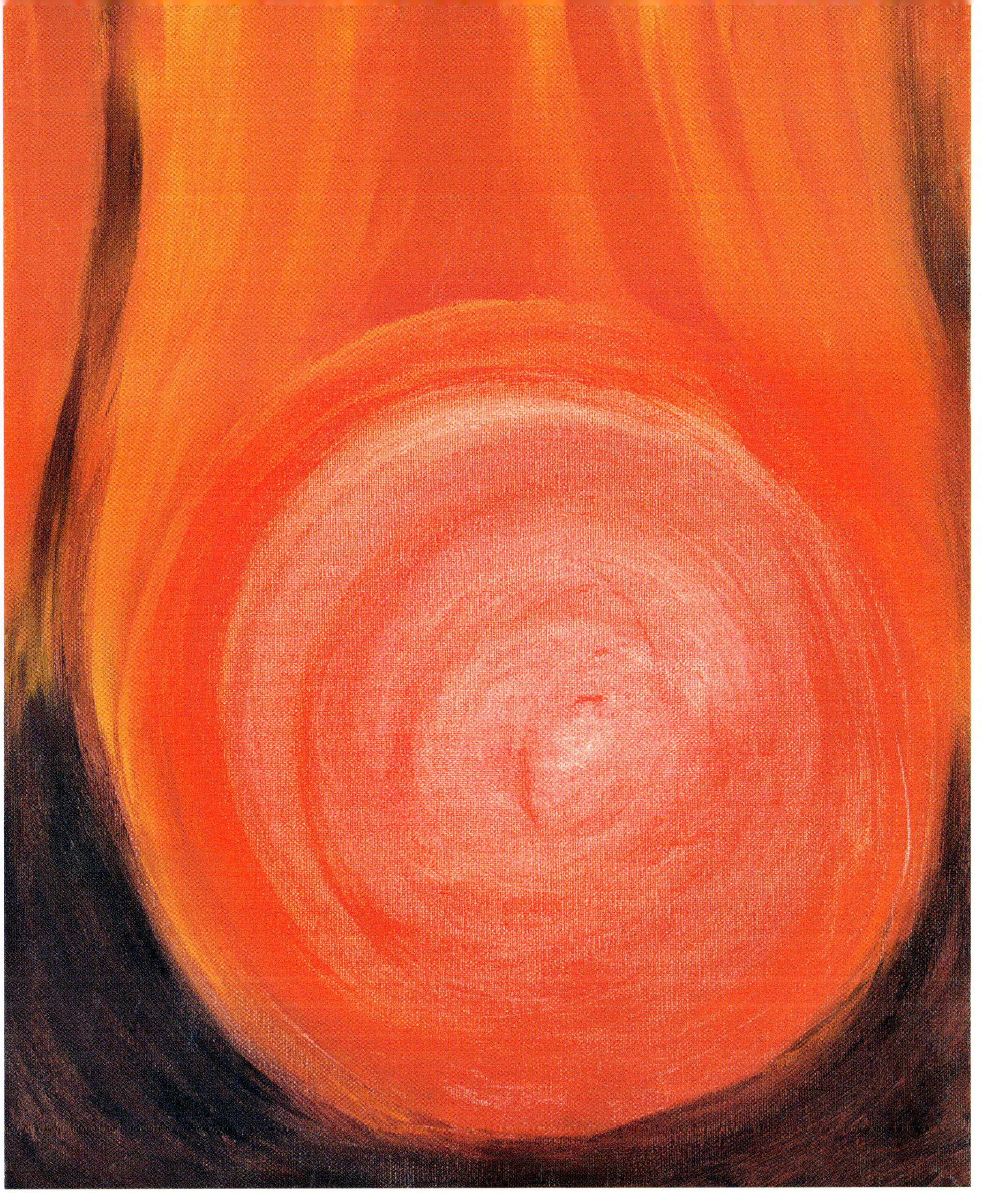

So einfach geht's

Wollen Sie das Bild oben nachmalen, tauchen Sie den Pinsel in Kadmiumrot hell und tragen die Farbe mit kreisenden Bewegungen auf. Anschließend malen Sie abwechselnd mit Kadmiumorange, Kadmiumrot hell und Kadmiumrot dkl. immer um den Kreis herum. Haben Sie die Farben angelegt, waschen Sie den Pinsel aus und lassen den Kreis noch größer werden, malen Sie dabei über das zuvor Gemalte hinaus. Nehmen Sie etwas Kadmiumorange und malen Sie kreisförmig von außen nach innen in den Kreis hinein. Danach mischen Sie Kadmiumrot dkl. und Eisenoxidschwarz und malen damit schwungvoll die Ecken aus. Führen Sie dabei auch einen Pinselstrich nach oben.

Wirkung

Welche Gefühle hatten Sie beim Malen? Nehmen Sie sich noch einen Moment Zeit und lassen Sie Ihr Bild auf sich wirken. Rot aktiviert, wärmt und regt das Nervensystem an.

Damit Sie den Pinsel locker und frei schwingen können, nehmen Sie einen großen Bogen Papier und malen kraftvoll – nur mit Rot – viele Kreise darauf.

Grün

Eine Affäre mit Grün

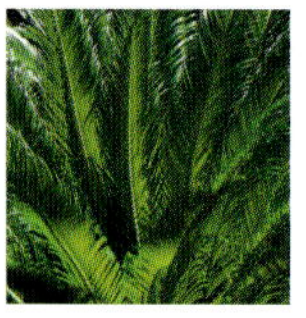

Mischt man Gelb und Blau, so entsteht Grün. Diese Farbe steht für Wachstum und für das Gleichgewicht der Energien. Grün symbolisiert das Lebendige, den Frühling, d.h., es drückt Erneuerung und Wachstum aus: Alles beginnt zu keimen, es sprießt und grünt. Diese Farbe ist die ruhigste im Farbkreis; sie strahlt Harmonie und innere Kraft aus. Grün signalisiert Frische; es ist die Farbe der Jugend, der jungen Liebe.

Material:

Keilrahmen, 40 x 50 cm

Marabu-StudioAcrylfarben in

- Chromgrün hell • Permanentgrün hell
- Chromoxidgrün feurig
- Chromoxidgrün stumpf
- Titanweiß

Synthetikhaarpinsel, Größe 10, 16

2 Wassergläser, Palette, Mallappen

Musik:

harmonische Instrumentalmusik

Visualisierung

Lassen Sie vor Ihrem inneren Auge Grün entstehen. Ihr Blick schweift über eine sattgrüne Wiese. Lassen Sie sich ganz in die Farbe hineinfallen. Legen Sie sich auf diese Wiese, tollen Sie auf ihr herum wie ein übermütiges Kind. Nehmen Sie wahr, wie sich die Grashalme im Wind wiegen. Tauchen Sie ein in die grünen Fluten, nehmen Sie den Geruch des Grases wahr. Das Sonnenlicht verwandelt die Wiese in ein wunderschönes gelbgrünes Meer. Betrachten Sie den tannengrünen Wald, der direkt hinter der Wiese beginnt. Lassen Sie zu, dass das Wesen der Farbe tief in Sie eindringt.
Öffnen Sie die Augen und konzentrieren Sie sich auf die Farben und den Pinsel: Drücken Sie Ihre Erlebnisse in Farbe aus.

Wellness
Malübung

Malen Sie mit Farbstiften grüne Muster in Ihr Wellness-Malbuch. Das können Blattmuster oder Ornamente sein, vielleicht entsteht aber auch ein ganzer Baum.

So einfach geht's

Wenn Sie das Bild unten nachmalen wollen, legen Sie diagonal Permanentgrün hell mit großzügigen, lockeren Pinselstrichen mit dem Pinsel in Größe 16 an. Zum Rand hin die Farbe mit Chromoxidgrün feurig und Chromoxidgrün stumpf vertiefen. Jetzt die Stellen, die an einen Kern und ein Blatt erinnern, mit dem Pinsel in Größe 10 in Chromoxidgrün feurig wachsen lassen. Spüren Sie dem Wachstum durch die hellen Grüntöne nach. Das Bild wächst und gedeiht, indem Sie Blatt und Kern aufhellen mit Chromgrün hell. Anschließend noch einmal mit Schwung ein wenig Chromoxidgrün feurig und Chromoxidgrün stumpf auftragen. Vervollständigen Sie Ihr Bild mit Lichtreflexen in Titanweiß.

Machen Sie eine kleine Pause, treten Sie ein paar Schritte zurück und betrachten Sie Ihr Werk. Malen Sie so lange weiter, bis Sie ganz zufrieden sind.

Wirkung

Sehen Sie sich Ihr Bild in Ruhe an: Was ist hier gewachsen? Können Sie das Wohlbefinden wahrnehmen, das Sie durchströmt, während Sie das Bild ansehen? Grün beruhigt und strahlt Sicherheit aus, es bringt die innere Kraft alles Lebendigen zum Ausdruck. Grün wirkt harmonisierend auf unseren Körper.

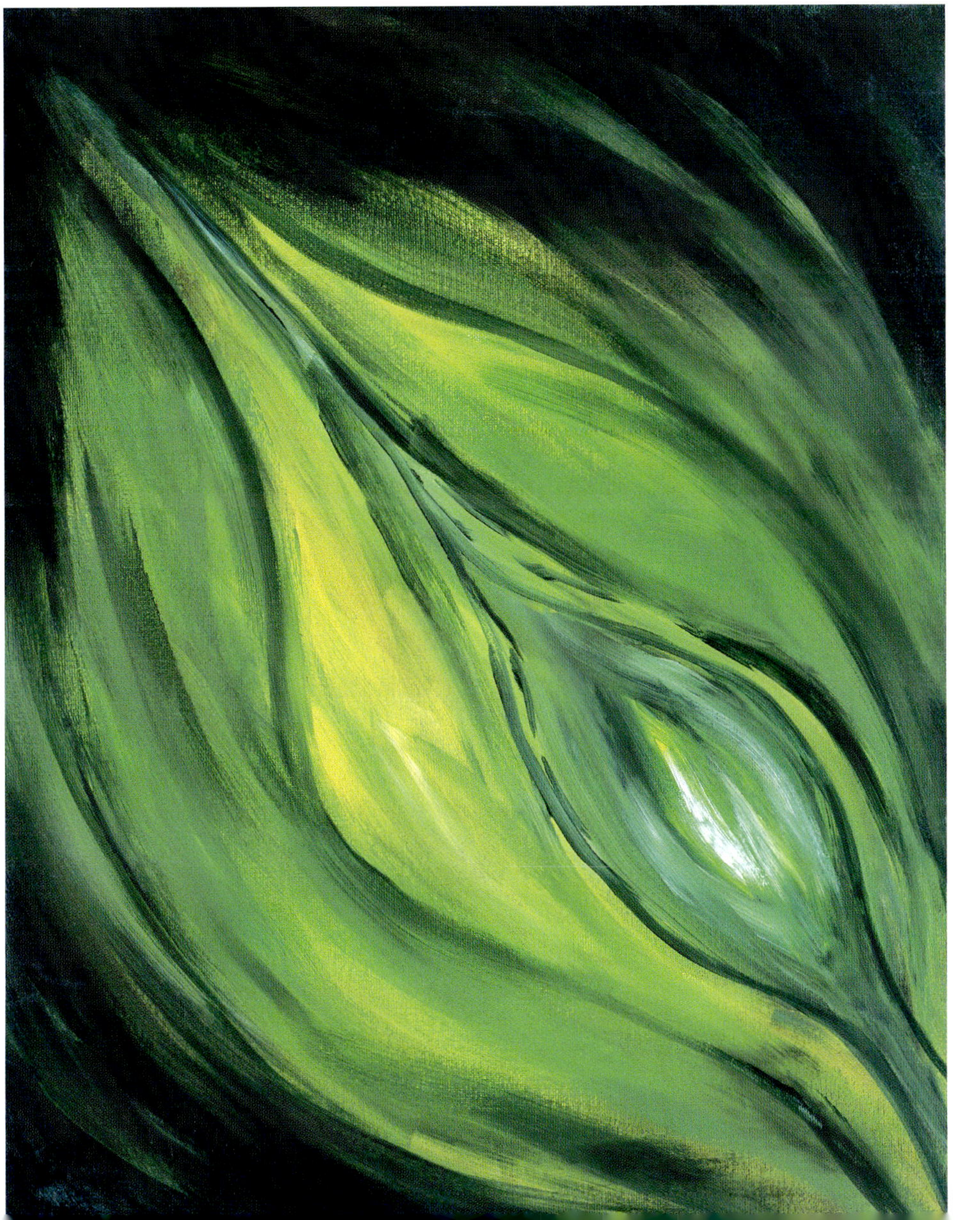

Orange

Eine Farbe mit Geschmack

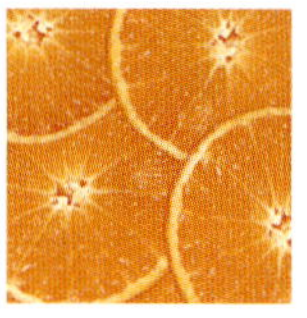

Die Farbe Orange bringt man sofort mit der gleichnamigen Südfrucht ... und sogar mit ihrem Geschmack in Verbindung. Orange ist die Farbe der Energie, der Geselligkeit und des Vergnügens. Es will uns aber auch zur Vorsicht aufrufen (z.B. im Straßenverkehr) und vor Gefahren warnen (gefährliche Substanzen werden mit orangefarbenen Etiketten versehen). Moderne Maler verwenden gerne dann Orange, wenn sie Lebensfreude ausdrücken möchten.

Material:

Keilrahmen, 40 x 40 cm

Marabu-StudioAcrylfarben in

- Kadmiumgelb dkl.
- Kadmiumorange • Titanweiß

Synthetikhaarpinsel, rund, Größe 10; flach, Größe 20

Haushaltsschwamm

2 Wassergläser, Palette, Mallappen

Musik:

lockere Klaviermusik

Visualisierung

Stellen Sie sich ganz auf Freude ein. Nehmen Sie Platz und entspannen Sie sich, schließen Sie die Augen. Lassen Sie vor Ihrem inneren Auge die Farbe Orange entstehen. Sie spüren Lust, in diese Farbe einzutauchen. Lassen Sie Ihren Gedanken und Fantasien freien Lauf. Vielleicht spazieren Sie gerade durch einen Orangenhain. Der warme Wind weht leise über die Bäume hinweg. Betrachten Sie die frischen köstlichen Orangen, wie sie von der goldenen Sonne angestrahlt werden. Pflücken Sie eine vollreife Frucht vom Baum, streichen Sie sanft über ihre Schale und öffnen Sie sie langsam. Sie nehmen den warmen süßen Duft der Frucht ganz in sich auf. Kosten Sie ruhig davon ... Sie sind vollkommen umgeben von Orange und nehmen es mit allen Sinnen auf.
Wenn Sie ganz von dieser Farbe erfüllt sind, öffnen Sie die Augen. Lassen Sie sich durch das wärmende und inspirierende Orange verwöhnen. Malen Sie Ihre Eindrücke.

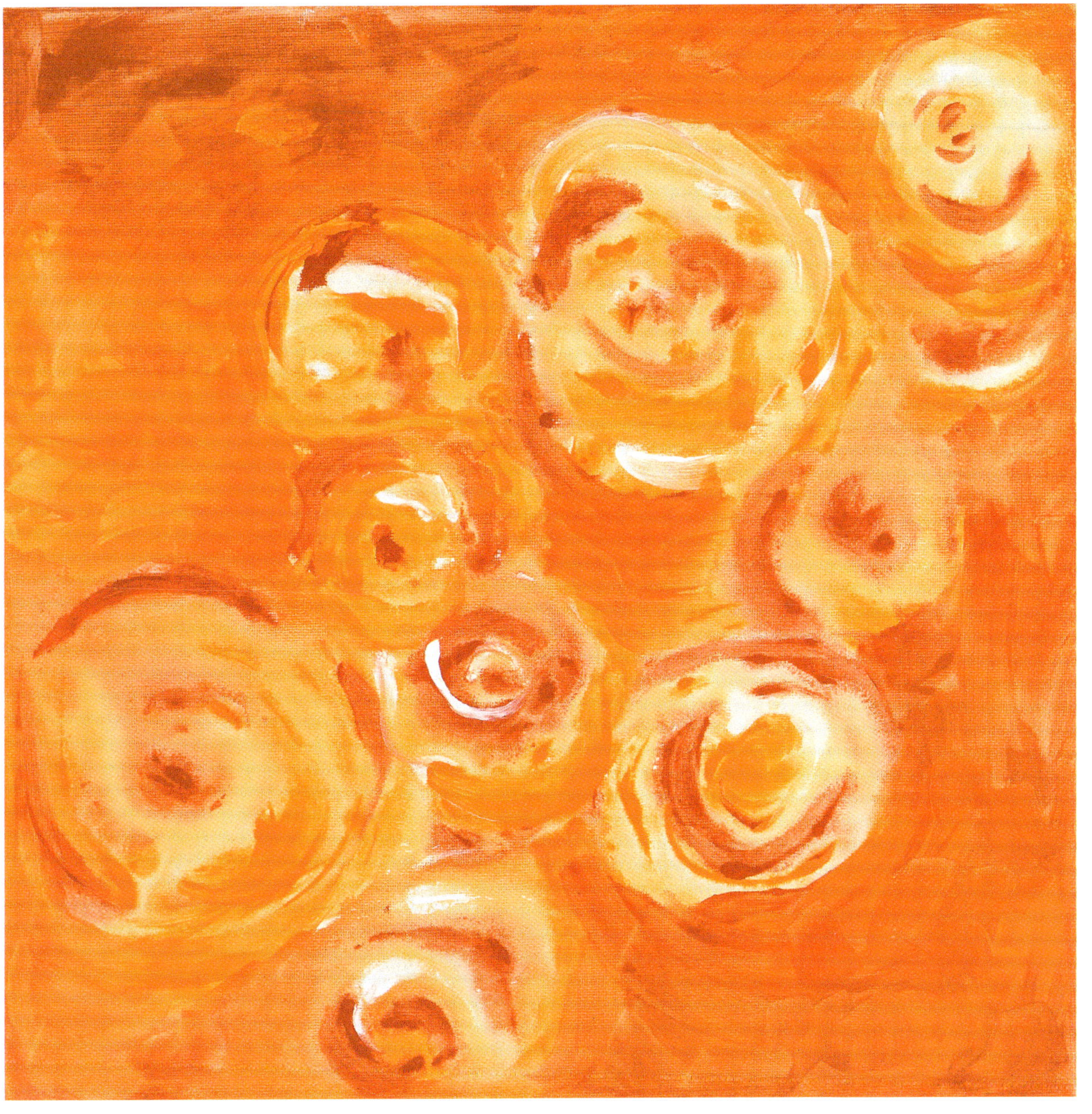

So einfach geht's

Wollen Sie das Bild oben nachmalen, nehmen Sie den Haushaltsschwamm und feuchten den Keilrahmen damit an. Anschließend tauchen Sie den Pinsel in Größe 10 in das Wasser und verdünnen damit das Kadmiumgelb dkl. Bringen Sie die Farbe in kreisenden Bewegungen auf den Keilrahmen. Die Farbe fließt in verschiedene Richtungen; unterstützen Sie dies, indem Sie noch mehr Farbe auftragen. Verwenden Sie nun das unverdünnte Kadmiumgelb dkl. Die Kreise mit Kadmiumorange betonen und mit Titanweiß aufhellen. Mit dem Flachpinsel die großen Flächen in den Farben Kadmiumgelb dkl. und Kadmiumorange bemalen.

Wirkung

Betrachten Sie Ihr fertiges orangefarbenes Bild: Wie wirkt es auf Sie? Orange lässt uns Lebensmut, Freude und Kraft spüren. Wir werden durch diese Farbe inspiriert und können Großes vollbringen.

Wellness
Malübung

Malen Sie am Morgen mit Farbstiften ein Bild in Orange mit vielen kleinen Kreisen in Ihr Wellness-Malbuch – das gibt Ihnen Kraft und Energie für den ganzen Tag.

Violett

Das violette Geheimnis

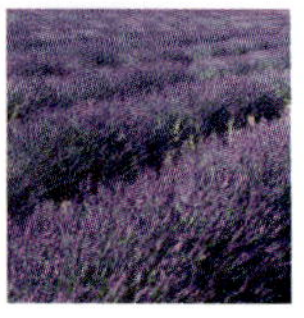

Violett gilt als geistige, als spirituelle Farbe. Es vereint Gegensätze wie „Sinnlichkeit und Geist", „Gefühl und Verstand". Sensibilität und Charme werden ebenfalls mit Violett in Verbindung gebracht. Diese Farbe unterstützt die Meditation; sie steht für höheres Bewusstsein, die spirituelle Entwicklung und die Verbindung zum Göttlichen.

Visualisierung

Schließen Sie die Augen und lassen Sie eine violette Kerze vor Ihrem inneren Auge entstehen. Stellen Sie sich die Farbe Violett genau vor ... zünden Sie die Kerze an und lassen Sie diese Farbe leuchten. Das violette Kerzenlicht hüllt Sie ganz ein. Fühlen Sie, wie die Farbe der Kerze in Sie hineinfließt. Wie fühlt sie sich an? Der Farbton wird immer intensiver und leuchtender. Beenden Sie die Visualisierung, indem Sie das Violett immer heller werden, es mehr und mehr verblassen lassen. Öffnen Sie die Augen und bringen Sie Ihr violettes Bild auf die Leinwand.

So einfach geht's

Bevor Sie das Bild rechts malen, mischen Sie verschiedene violette Farbnuancen aus Cyan und Magenta auf der Palette: Dunkeln Sie die Farbe mit Eisenoxidschwarz ab bzw. hellen Sie sie mit Titanweiß auf. Wenn Sie unterschiedliche Farbtöne gemischt haben, können Sie zu malen beginnen. Zuerst Permanentviolett in der Mitte und am rechten Rand anlegen. Nun mit den dunklen Violetttönen fortfahren. Direkt in die feuchte Farbe malen, so dass auf dem Keilrahmen noch weitere neue

Material:

Keilrahmen, 40 x 50 cm

Marabu-StudioAcrylfarben in

• Magenta • Permanentviolett • Cyan

• Titanweiß • Eisenoxidschwarz

Synthetikhaarpinsel, flach, Größe 20

2 Wassergläser, Palette, Mallappen

Musik:

sphärische Klänge oder Kirchenmusik

Farbnuancen entstehen. Malen Sie die hellen Farbtöne vom oberen Keilrahmenrand nach unten auf, streichen Sie dabei auch über die bereits bemalte Fläche. Verdünnen Sie die hellen Farben mit ein wenig Wasser. Spritzen Sie über den dunklen Streifen, indem Sie mit dem Zeigefinger ganz leicht über den Borstenpinsel fahren.

Wirkung

Betrachten Sie Ihr Bild noch einmal: Wie wirkt es auf Sie? Die Farbe Violett fördert die Konzentration und die spirituelle Entwicklung; ein helles Violett lässt den Geist in ungeahnte Höhen aufsteigen.

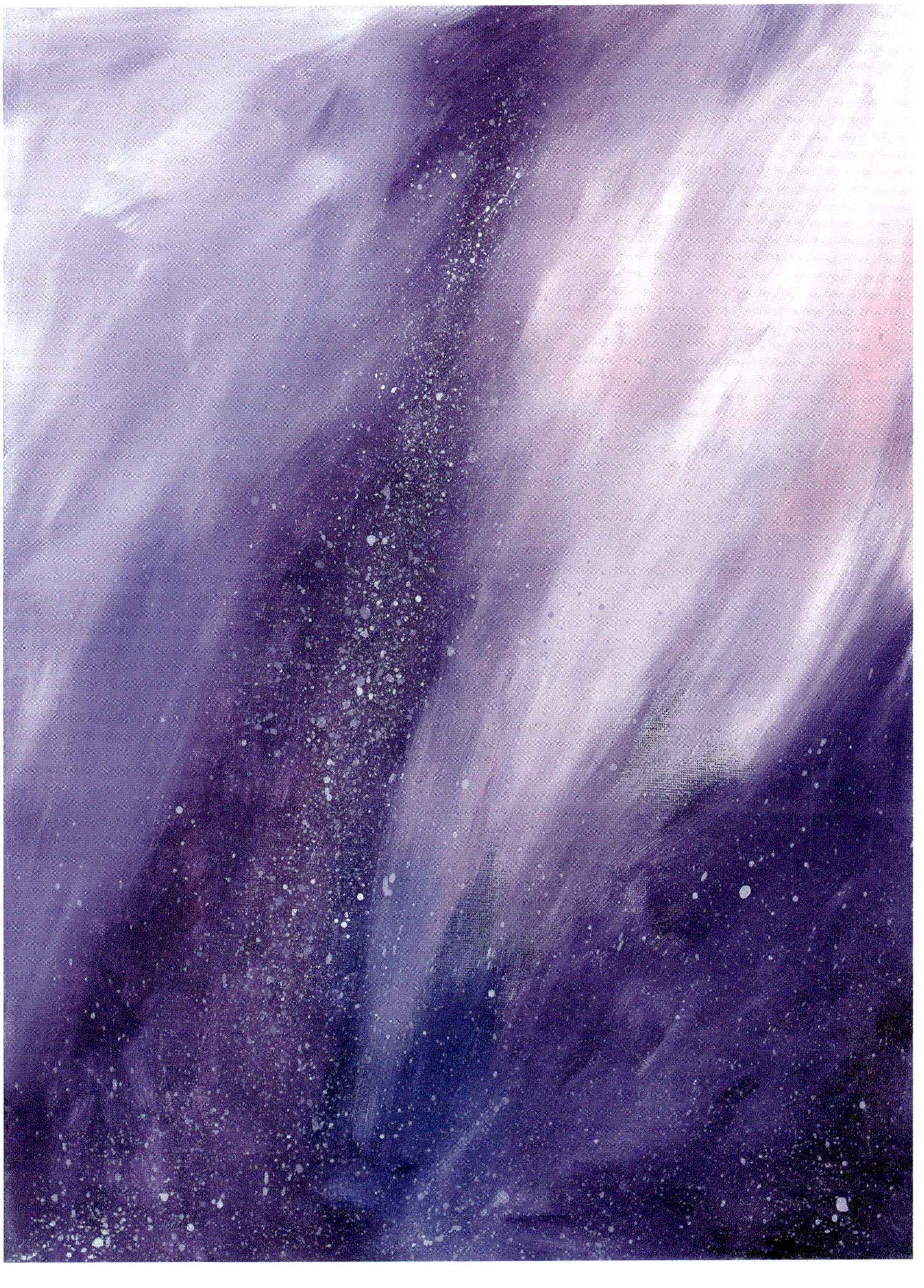

Wellness

Malübung

Legen Sie mit jeder Farbnuance kleine Flächen in Ihrem Wellness-Malbuch an. Betrachten Sie jede einzelne Farbfläche und schreiben Sie danach Ihre Gefühle und Gedanken auf.

Farben und Formen

Bringen Sie mehr Pep in den Alltag

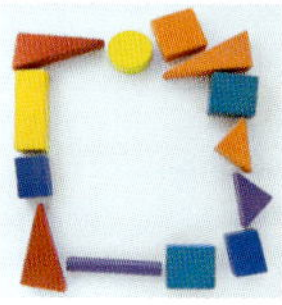

In unserer Umgebung begegnen wir tagtäglich einer Vielzahl von Formen und Farben. Jede Farbe fasziniert auf ihre eigene Weise. Sehen Sie sich im Raum um: Sie werden bestimmt sofort eine ganze Reihe von Formen entdecken, denen Sie sonst keinerlei Beachtung schenken. Mit den drei geometrischen Grundformen, mit Farbe und Fantasie können Sie unendlich viele verschiedene Bilder malen. Probieren Sie Form- und Farbkombinationen aus, die Sie sonst nie verwenden würden.

Material:

Keilrahmen, 40 x 60 cm

Marabu-StudioAcrylfarben in

• Primärgelb • Kadmiumorange

• Kadmiumrot dkl. • Permanentviolett

• Cyan • Coelinblau • Pariserblau

• Permanentgrün hell

• Chromoxidgrün stumpf • Titanweiß

Synthetikhaarpinsel, flach, Größe 10, 20

2 Wassergläser, Palette, Mallappen

Musik:

leichte, beschwingte Musik (z.B. Walzer)

Visualisierung

Setzen Sie sich bequem hin und schließen Sie Ihre Augen. Lassen Sie die Farbe Gelb vor Ihrem geistigen Auge erscheinen und stellen Sie sich einen gelben Energiekreis vor, der immer größer wird ... das Gelb wird dabei dunkler und dunkler, bis es zu Orange geworden ist. Dieses Orange wird immer intensiver und so entsteht ein warmes Rot. Langsam wird der Kreis wieder kleiner ... und das Rot wird nach und nach zu Violett. Das Violett wird mehr und mehr zu einem hellen, klaren Blau. Und ganz langsam wird das Blau zu einem zarten Grün. Wenn Sie diese Visualisierung beendet haben, öffnen Sie die Augen und versuchen sich an die Gefühle zu den unterschiedlichen Farben zu erinnern. Beginnen Sie, Farben und Formen zu Papier zu bringen.

So einfach geht's

Wollen Sie das Bild unten nachmalen, beginnen Sie mit dem gelben Punkt, um den Sie mit dem Pinsel Größe 10 Kadmiumorange, Kadmiumrot, Primärgelb und noch einmal Kadmiumrot malen. Betonen Sie den Kreis außen mit Pariserblau. Das Quadrat malen Sie innen mit Coelinblau; der nächste Rahmen ist eine Mischung aus Permanentgrün und Titanweiß, danach verwenden Sie Chromoxidgrün und Pariserblau. Der Punkt in der linken unteren Ecke ist in Kadmiumrot dkl. gemalt; die anderen Formen sind in Titanweiß, Primärgelb, Kadmiumorange und Permanentviolett. Der Untergrund ist in Coelinblau gehalten und wurde mit Pariserblau betont. Malen Sie die Dreiecke in den gleichen Farben wie in der Abbildung. Zwei Strahlen in Primärgelb setzen – der eine geht vom Kreis weg, der andere befindet sich neben dem Quadrat. Zum Schluss den Pinsel Größe 20 und Titanweiß für den Hintergrund verwenden. Arbeiten Sie in den Hintergrund etwas Coelinblau, Orange und Permanentviolett ein.

Wirkung

Welche Formen und Farben bevorzugen Sie? Fällt es Ihnen leicht, die geometrischen Formen auszumalen? Oder werden Sie ungeduldig? Formen zu malen fördert die Konzentration und die Schöpferkraft. Spüren Sie, wie der Geist freier wird.

Wellness
Malübung

Malen Sie je eine geometrische Grundform in einer Farbe in Ihr Wellness-Malbuch – z.B. einen roten Kreis, der nach außen immer heller wird. Schreiben Sie Ihre Assoziationen dazu auf.

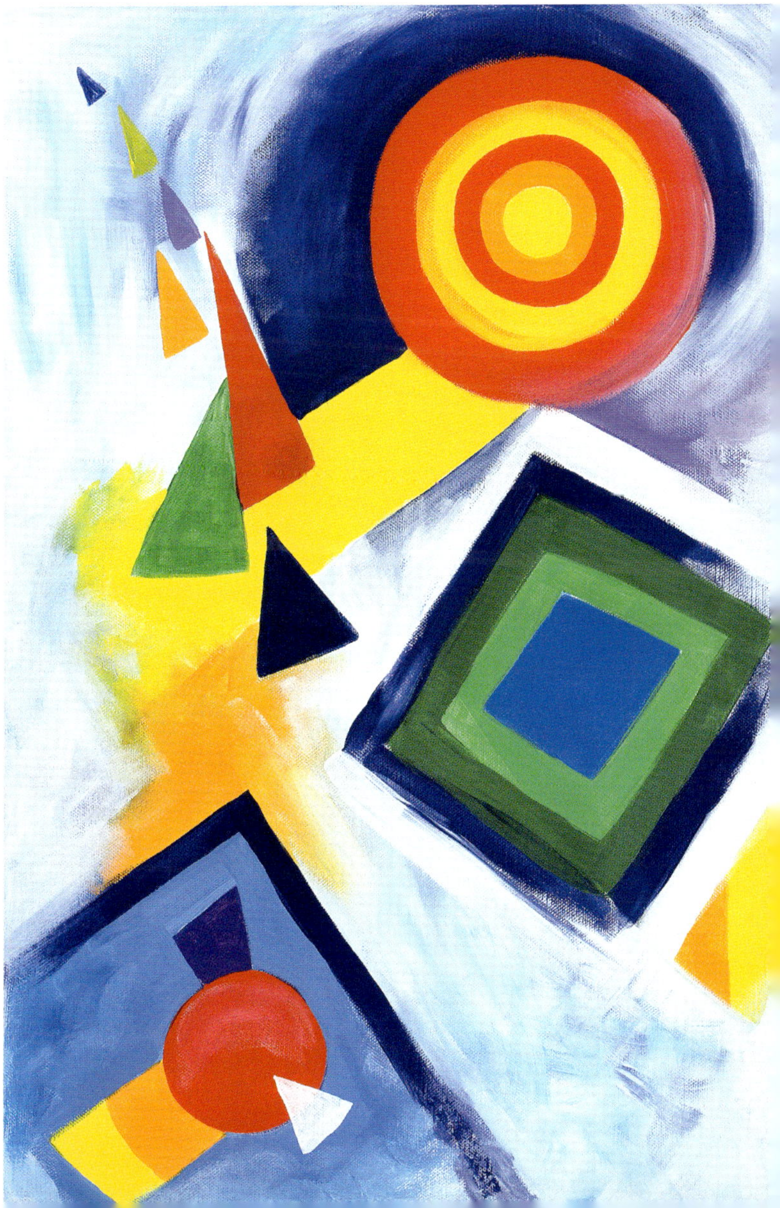

Farbkontraste

Freie Bahn für Gegensätze

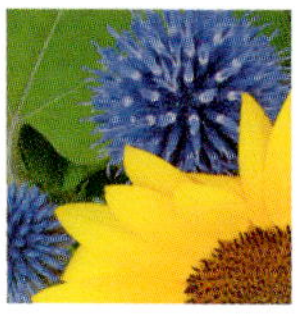

Farben ziehen die Aufmerksamkeit auf sich, sie lösen beim Betrachter innere Bilder und Gefühle aus. Je spannungsreicher ein Gemälde ist, umso mehr positive und negative Reaktionen hat der Betrachter. Farben sind letztendlich Lichtschwingungen, die von unserem Organismus durch das Sinnesorgan Auge aufgenommen werden. Und diese Schwingungen haben einen großen Einfluss auf unseren Körper und damit auf unser Wohlbefinden. Malen Sie deshalb ein Bild mit Farben, die Sie besonders mögen, um sich positiv zu stimulieren.

Material:

Keilrahmen, 50 x 60 cm

Marabu-StudioAcrylfarben in

- Primärgelb
- Kadmiumorange
- Kadmiumrot dkl.
- Cyan
- Pariserblau
- Permanentgrün hell
- Titanweiß

Synthetikhaarpinsel, flach, Größe 20

2 Wassergläser, Palette, Mallappen

Musik:

Ihre Lieblingsmusik

Visualisierung

Setzen Sie sich bequem auf einen Stuhl und schließen Sie die Augen. Lassen Sie Ihre Lieblingsfarbe vor Ihrem inneren Auge erscheinen. Ist das gelungen, versuchen Sie zu Ihrer Farbe einen Warm- bzw. Kaltkontrast herzustellen, z.B. zu warmem Rot kaltes Blau. (Wenn Sie mögen, können Sie sich auch eine Form vorstellen, etwa ein blaues Quadrat oder einen roten Punkt.) Lassen Sie die Kontraste so stark wie möglich werden. Wenn die Farben für Sie richtig lebendig geworden sind, öffnen Sie die Augen und bringen Sie die Kontraste auf die Leinwand.

Wellness Malübung

Zeichnen Sie kleine Quadrate in einer Größe von etwa 5 x 5 cm, in Ihr Wellness-Malbuch, die Sie durch eine diagonale Linie in zwei Hälften teilen. Malen Sie in jedes Kästchen einen Farbkontrast. Wie viele fallen Ihnen ein?

So einfach geht's

Wenn Sie das Bild unten nachmalen wollen, legen Sie mit Cyan eine große Fläche als Hintergrund an, in den Sie Titanweiß zum Aufhellen und etwas Permanentgrün hell malen. Unten in Richtung Blau mit den warmen Farbtönen Primärgelb, Kadmiumorange, Kadmiumrot dkl. und mit Titanweiß weitermalen. Direkt in die noch feuchte Farbe malen. Verwenden Sie zwischen den warmen und kalten Farbtönen noch etwas Permanentgrün hell. Zum Schluss setzen Sie mit Pariserblau einen dunklen Kontrast ins Bild.

Wirkung

Betrachten Sie Ihr Bild noch einmal in aller Ruhe. Hat es Ihnen Spaß gemacht, Ihre Lieblingsfarben so locker auf eine Leinwand aufzutragen? Wenn Sie ganz entspannt in kontrastreichen Farben malen, können Sie Ihre kreativen Kräfte entdecken und freisetzen; der Rücken entspannt sich, Sorgen und Ärger verfliegen.
Überlegen Sie, wie Sie im Alltag mit Gegensätzen umgehen. Welche Erfahrungen haben Sie bisher damit gemacht?

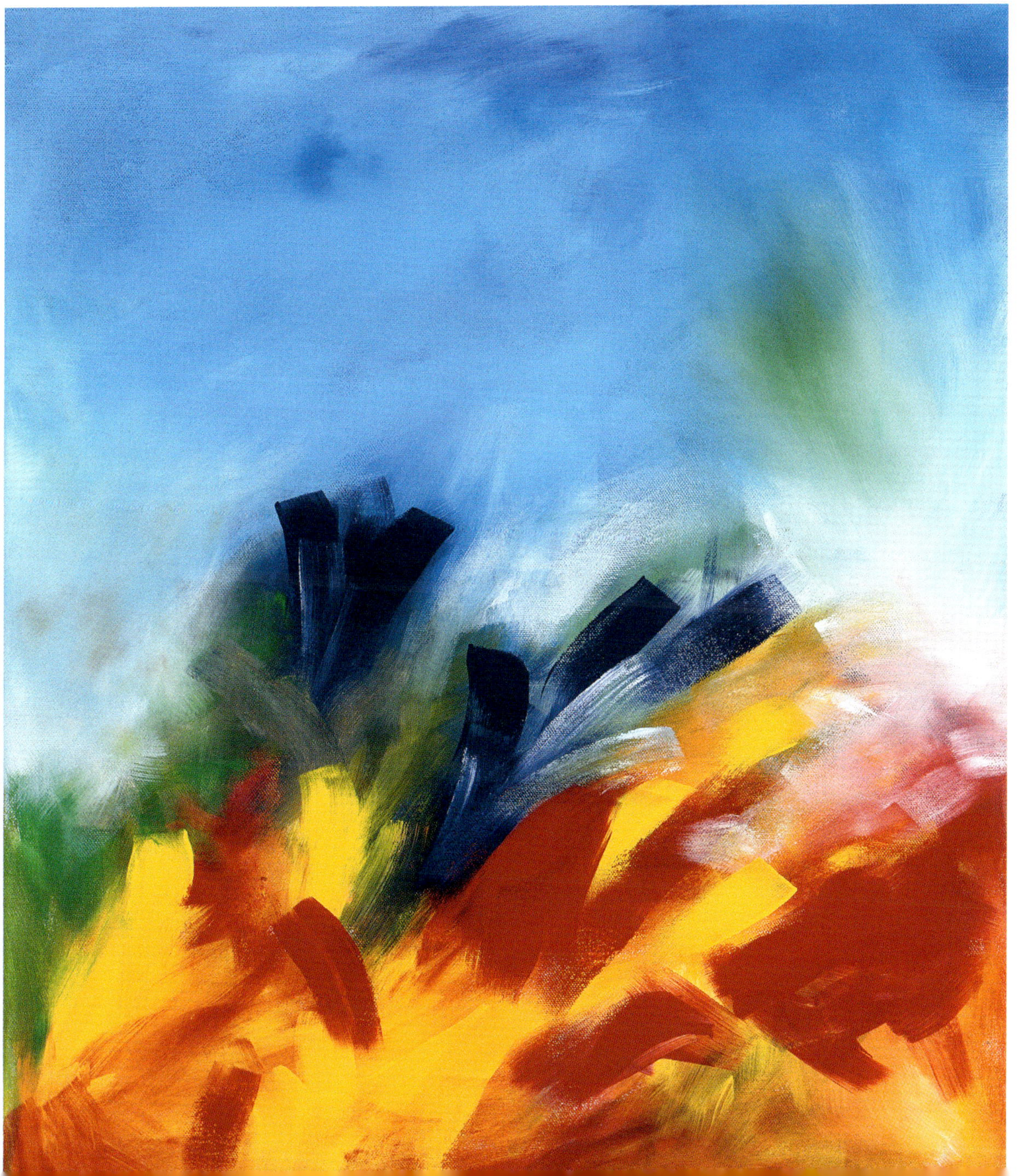

Farbkreis

Eine Runde auf dem Farbenrad

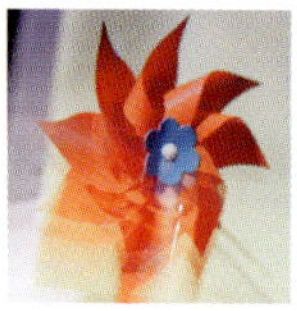

Von welchen Farbenergien werden Sie angezogen? Es gibt Tage, an denen uns eine bestimmte Farbe unangenehm ist. Lassen Sie sich jetzt auf ein Rendezvous mit Ihren persönlichen Farben ein. Schwingen Sie sich aufs Farbenrad mit Ihren Farben, entdecken Sie, dass Farben Sie grundlegend stärken können.

Visualisierung

Sie wollen die Kraft der einzelnen Farben spüren. Setzen Sie sich bequem hin und schließen Sie die Augen. Vor Ihrem inneren Auge entsteht ein Farbenrad. Betrachten Sie jede einzelne Farbe genau. Lassen Sie das Farbenrad ganz nah an sich herankommen und geben Sie sich genug Zeit, um die Farben zu erspüren. Achten Sie auf Körperempfindungen, Bilder und Gedanken, die Ihnen ins Bewusstsein kommen. Zu welcher Farbe zieht es Sie am meisten hin? Öffnen Sie die Augen und malen Sie Ihr Farbenrad.

Material:

Keilrahmen oder Papier, 40 x 40 cm

Marabu-StudioAcrylfarben in

Farben Ihrer Wahl

Synthetikhaarpinsel, flach, Größe 20

2 Wassergläser, Palette, Mallappen

Zirkel

So einfach geht's

Zeichnen Sie mit dem Zirkel einen großen Kreis auf den Keilrahmen und in diesen einen kleineren. Jede Farbe soll entsprechend ihrer Intensität Platz in Ihrem Kreis bekommen: Je intensiver sie ist, desto größer soll das Farbfeld sein. Nun rufen Sie sich Ihr Farbenrad noch einmal ins Gedächtnis. Beginnen Sie mit der Farbe, die Ihnen am stärksten erscheint.

Wirkung

Betrachten Sie Ihr Farbenrad in Ruhe: Wie wirkt es auf Sie? Sind eher kräftige Farben vorherrschend oder eher leuchtende? Rot hilft dabei, positiver zu denken; es schenkt Selbstvertrauen und Kraft. Orange steht für Energie, Optimismus, Lebensfreude und Aktivität. Gelb stimmt auf Logik und höheres Wissen, auf Heiterkeit und Freude ein. Grün erhöht das Wohlbefinden, unterstützt Zielstrebigkeit und fördert das innere Gleichgewicht. Türkis begünstigt Veränderungen, neue Ideen und erschließt neue Wege. Blau beruhigt und schafft eine Atmosphäre, in der Spiritualität ihren Platz findet und sich Ausgeglichenheit und Frieden entfalten können. Violett verfeinert und regt kreative Impulse und Individualität an. Braun schenkt Ausdauer und Kraft. Weiß unterstützt und rundet alle anderen Energien ab. Schwarz verleiht Würde und lässt abenteuerlustig werden.

Wellness
Malübung

Welche Farben fehlen in Ihrem Farbenrad? Malen Sie bewusst mit diesen Farben oder stellen Sie schöne Accessoires in den entsprechenden Farben in Ihrer Wohnung auf – so können Sie die fehlenden Farbschwingungen in sich aufnehmen.

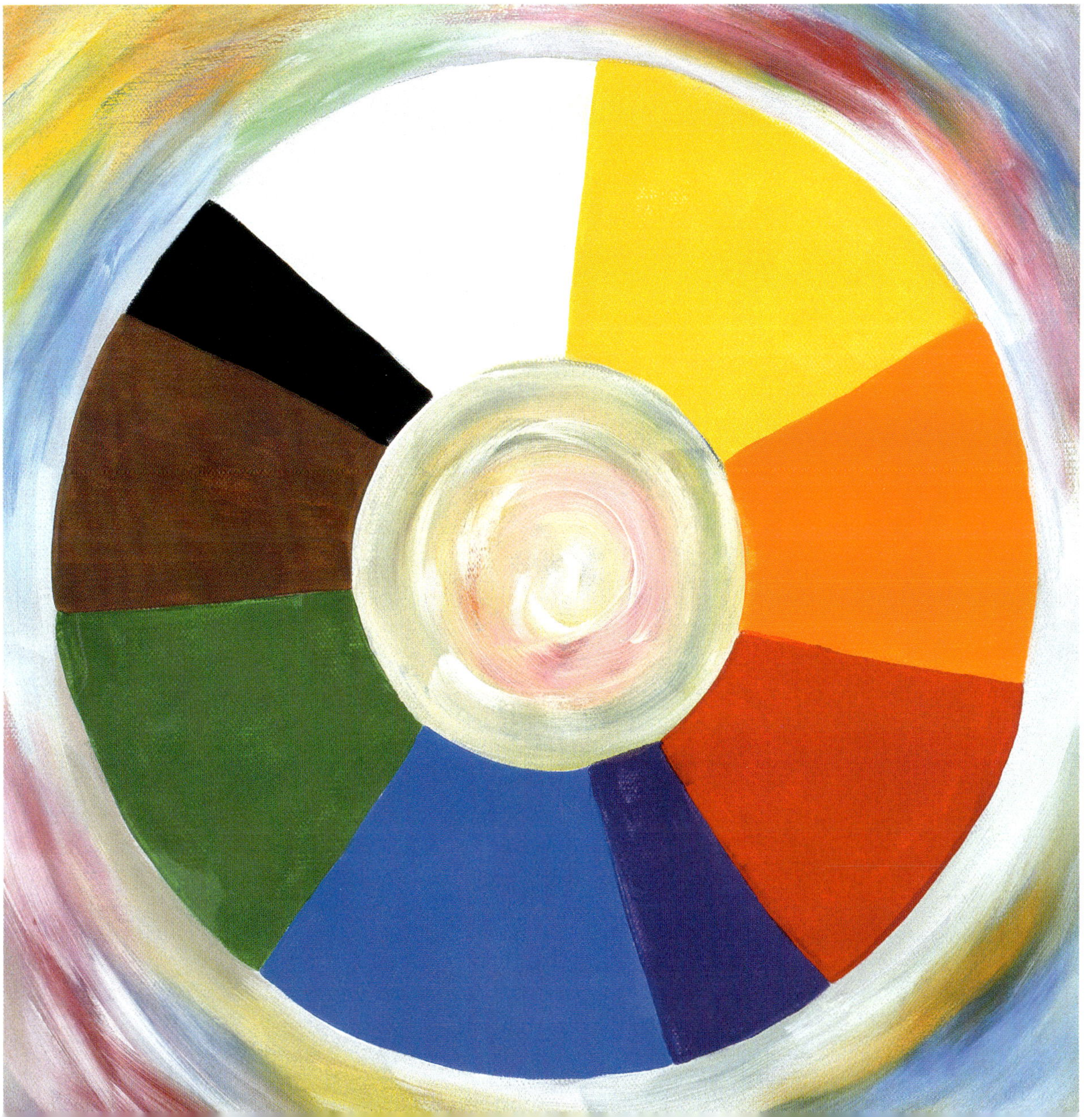

Farben entdecken

Mal raus aus der Routine!

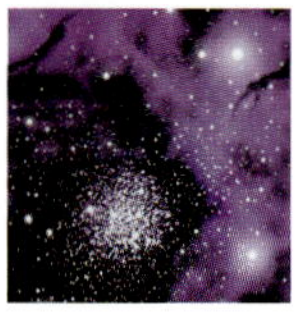

Entdecken Sie neue Farben: Es gibt Farben, die positive, und andere, die negative Gefühle in uns wachrufen. Meist verwenden wir solche, die wir mögen; jene, die wir ablehnen, lassen wir schon rein intuitiv links liegen. Betrachten Sie Ihr Farbenrad oder Ihre Farbpalette: Welche Farben haben Sie bislang wenig oder noch gar nicht benutzt, welche nehmen Sie oft? Für dieses Bild verwenden Sie nur Farben, die Sie bisher noch nicht benutzt haben.

Material:

Keilrahmen, 40 x 40 cm

Schmincke Aquarellfarben in

• Manganviolett • Magenta

• Neapelgelb • Elfenbeinschwarz

Synthetikhaarpinsel, flach, Größe 20

2 Wassergläser, Palette, Mallappen

Abdeckplane oder Plastiktischdecke

Staffelei

Musik:

Powermusik

Visualisierung

Nehmen Sie sich einen Augenblick Zeit, setzen Sie sich bequem hin und schließen Sie die Augen. Konzentrieren Sie sich vollkommen auf eine Farbe, die Sie nicht mögen. Lassen Sie alle negativen Assoziationen, Bilder, Gedanken und Gefühle zu, die Sie mit ihr in Verbindung bringen. Nun gehen Sie zur nächsten Farbe weiter usw.
Wenn Sie Ihre Reise durch die Welt der ungeliebten Farben beendet haben, öffnen Sie die Augen. Bringen Sie das Erlebte und die Farben aufs Papier.

So einfach geht's

Decken Sie Staffelei ab und stellen Sie den Keilrahmen auf die Staffelei. Verwenden Sie die Farben, denen Sie sonst wenig Beachtung schenken. Verdünnen Sie sie mit Wasser. Tauchen Sie den Pinsel in die Farbe und spritzen Sie diese mit einer schnellen schwungvollen Abwärtsbewegung auf die Leinwand. Beobachten Sie, wie die Farben in Bewegung sind, wie sie fließen. Spritzen Sie ganz spontan und frei weiter, bis Sie aufhören möchten.

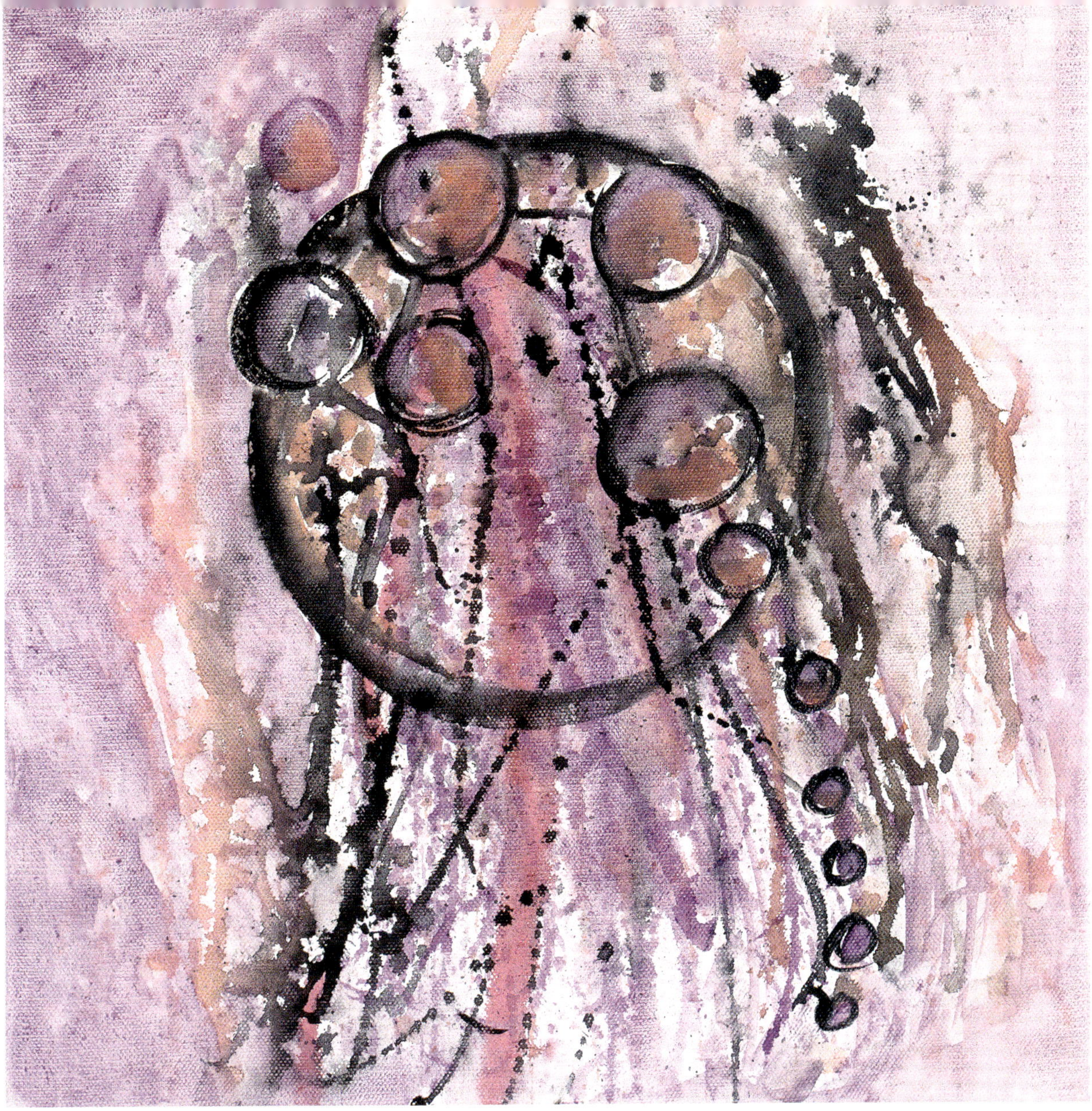

Legen Sie das Bild zum Trocknen hin, gehen Sie um Ihr Bild herum und betrachten Sie es von allen Seiten: Möchten Sie noch etwas hinzufügen, noch etwas hineinmalen? Dann tun Sie es … und zwar so lange, bis Sie zufrieden sind.

Wirkung

Betrachten Sie Ihr Bild in aller Ruhe und notieren Sie sich Ihre Assoziationen. Diese Art zu malen verschafft Ihnen Erleichterung: Stress kann von Ihnen abfallen und der Druck lässt nach. In welcher Situation Sie sich auch befinden, durch das schwungvolle Aufspritzen der Farben erfahren Sie innere Befreiung. Anschließend fühlen Sie sich wieder ruhig und wohl.

Malen Sie Formen, die Sie selbst auswählen – das können Kreise, Dreiecke oder fließende Formen sein –, mit Farben, die Sie sonst gar nicht nehmen, in Ihr Wellness-Malbuch. Schreiben Sie dazu, aus welchem Grund Sie diese Farben sonst nie verwendet haben. Welche Situationen verbinden Sie mit ihnen?

Farbensuche

Lust auf Farbe

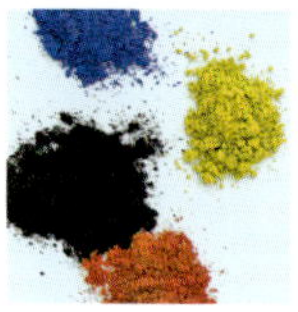

Entdecken Sie Ihre Farbpersönlichkeit. Verwenden Sie hier alle Farben, schenken Sie sich inneres Gleichgewicht, indem Sie mit den Regenbogenfarben arbeiten. Malen Sie Licht und positive Energie in Ihren Körper. Sie sind ein Wirbel aus farbigem Licht; jede Farbe ist in Ihrer Persönlichkeit enthalten.

Material:

Keilrahmen, 40 x 60 cm

Marabu-StudioAcrylfarben in

· Primärgelb · Fleischfarbe

· Kadmiumorange · Kadmiumrot dkl.

· Magenta · Cyan · Ultramarin

· Pariserblau · Türkis · Chromgrün hell

· Chromoxidgrün feurig

· Siena gebrannt · Titanweiß

· Eisenoxidschwarz

Synthetikhaarpinsel, flach, Größe 16

2 Wassergläser, Palette, Mallappen

Visualisierung

Setzen Sie sich entspannt hin und schließen Sie die Augen. Vor Ihrem inneren Auge entsteht folgendes Bild: Sie strahlen und glänzen wie ein heller Sommertag, laben sich an der irdischen Farbpalette. Sie geben sich den Farben voller Genuss hin. Sie fühlen sich schwerelos und die Farben umhüllen Sie wie eine riesengroße schillernde Seifenblase. Jede einzelne Farbe ist im Licht enthalten. Sie fühlen sich wohl und entspannt. In Ihnen steigt eine Freude auf, die Sie unwillkürlich zum Lachen bringt. Ihre Freude wollen Sie in Ihren eigenen Farben und Formen auf den Keilrahmen bringen.
Öffnen Sie Ihre Augen und malen Sie.

So einfach geht's

Für dieses Experiment geben Sie alle Farben, die Sie haben, auf Ihre Palette. Lesen Sie dann die Anleitung. Hier kommt es besonders darauf an, dass Sie nicht lange nachdenken, dass Sie einfach aus sich selbst heraus malen. Überlegen Sie nicht, welche Formen Sie verwenden sollten. Worauf warten Sie noch? Lassen Sie sich ganz auf diesen selbstvergessenen Umgang mit Farben ein, indem Sie den Pinsel ins Wasser tauchen und einfach zu einer Farbe greifen.

Wenn Sie das Bild unten nachmalen wollen, legen Sie mit den Blautönen den Hintergrund an, malen aber immer noch etwas Titanweiß dazwischen. Die Pinselstriche sind etwa 2 cm lang. Im nächsten Farbauftrag die Rot- und Gelbtöne leicht darüber setzen. Anschließend die Formen in der jeweiligen Farbe darauf malen. In das Magenta mit Fleischfarbe malen. Kadmiumorange durch Kadmiumrot vertiefen. Im Randbereich auf dem Titanweiß etwas Fleischfarbe, Kadmiumorange und Cyan verwenden.

Wirkung

Diese Art zu malen lässt Sie wieder verträumt wie ein Kind spielen und Sie entdecken dabei Ihr persönliches Farbspektrum: die Farben, die Ihre Persönlichkeit widerspiegeln. Für Ihr inneres Gleichgewicht benötigen Sie alle Farben ... und jede Farbe hat ihre eigene Kraft. Sie können durch diesen Malprozess Ihre inneren Farben erkennen.

Wellness
Malübung

Schreiben Sie in Ihrem Wellness-Malbuch auf, welche Ihre Lieblingsfarben sind und weshalb Sie diese Farben besonders mögen – vielleicht mit einem Farbstift in der jeweiligen Farbe.

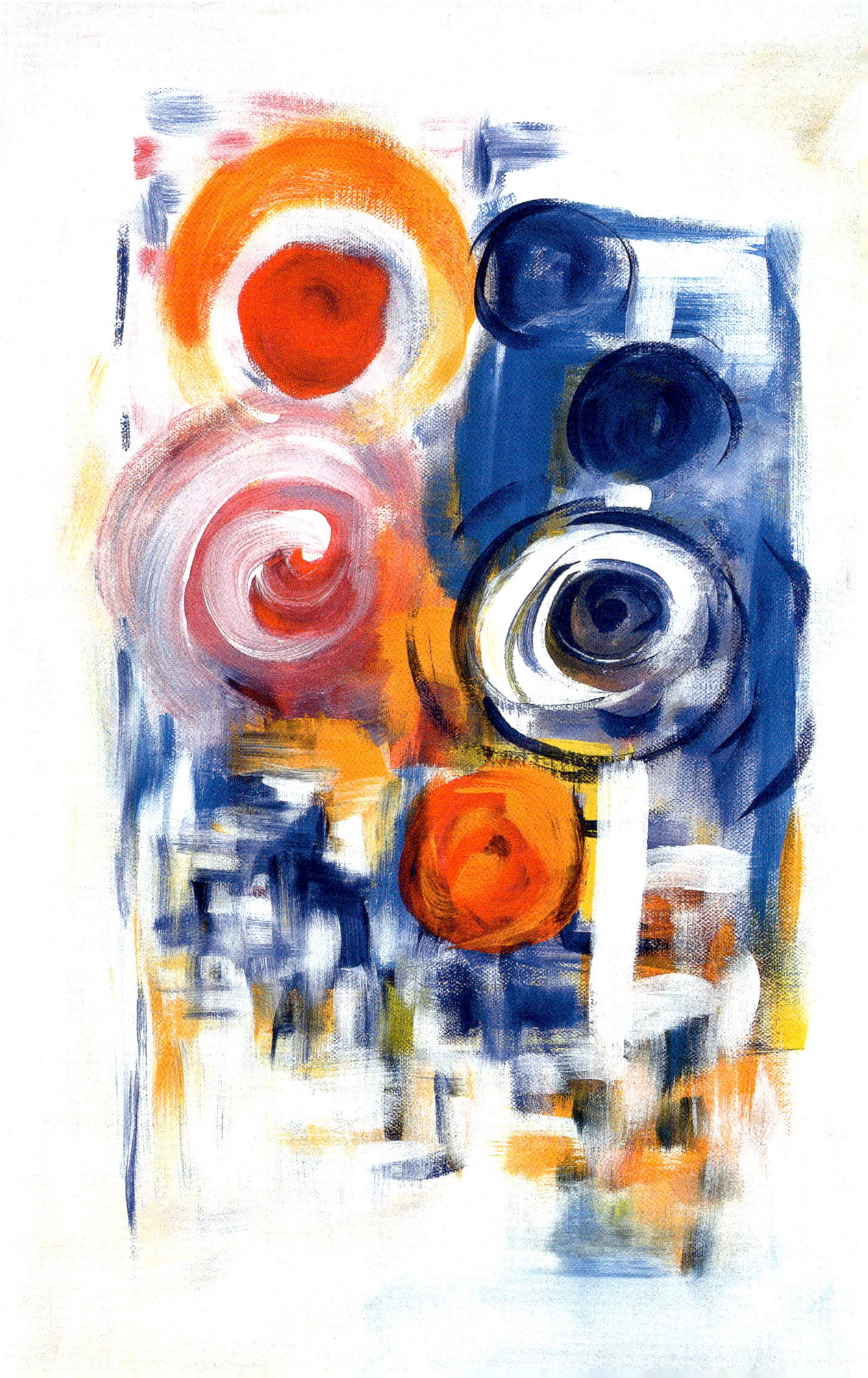

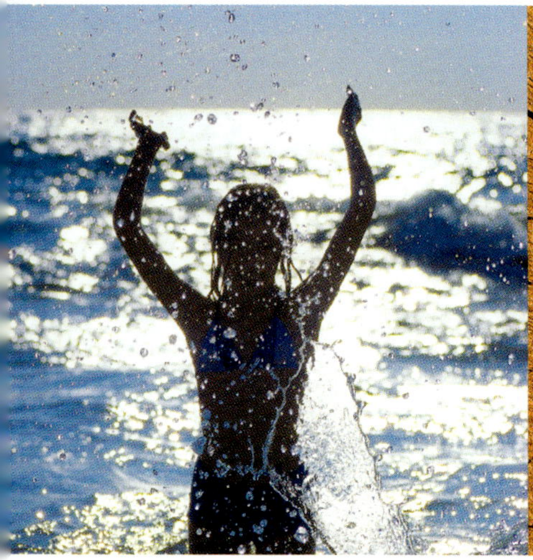
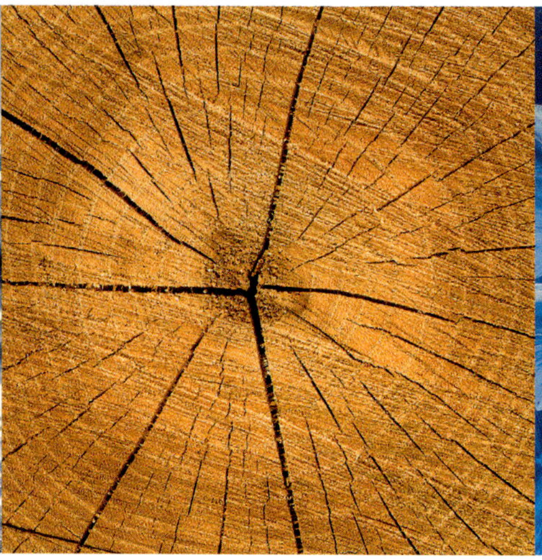
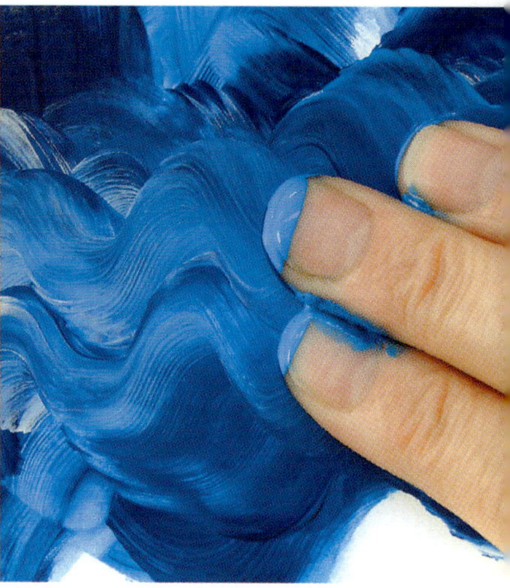

Bewegung. Berührung

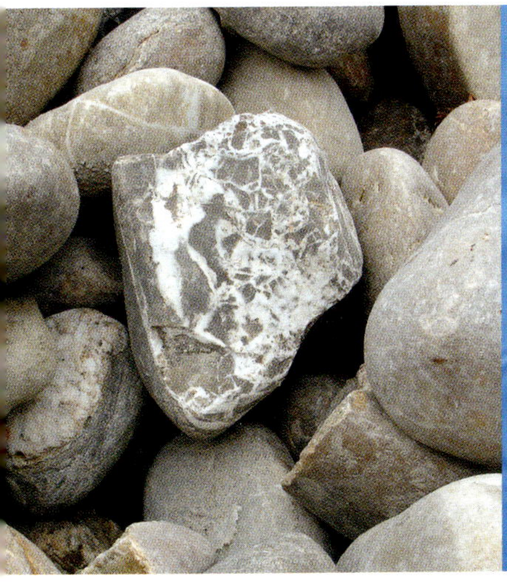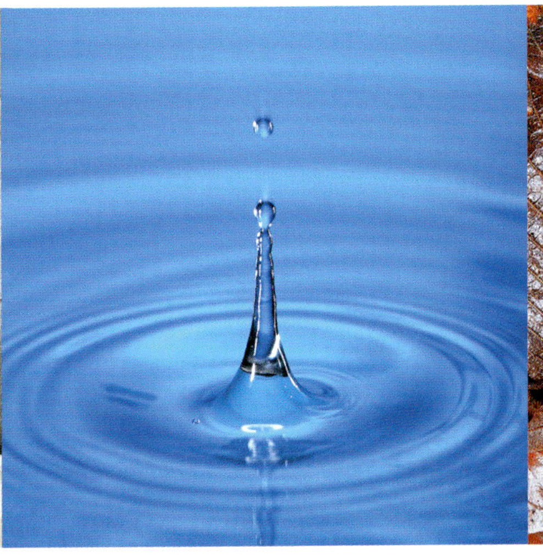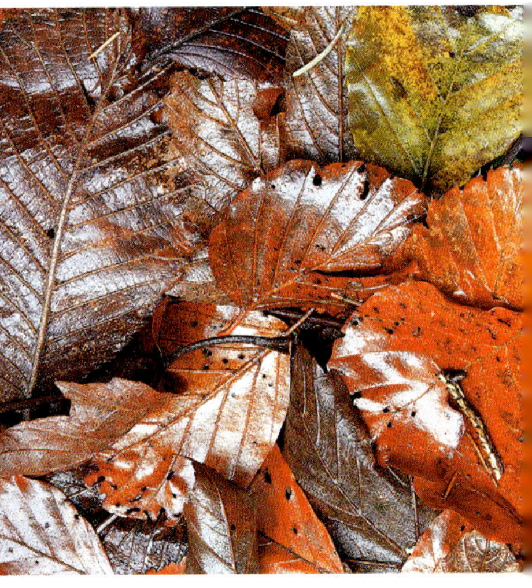

Begegnung

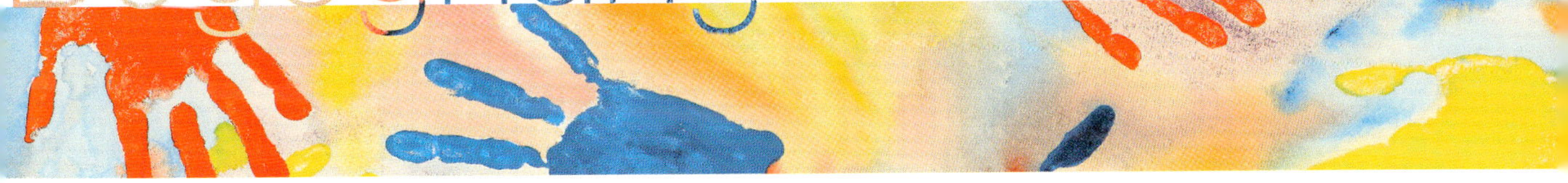

Töne malen

Eintauchen ins Meer der Klänge

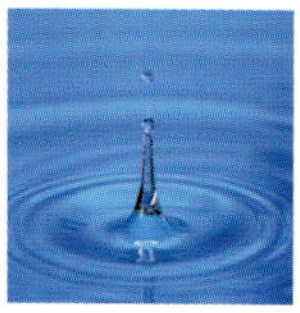

Eine entspannende Musik regt unsere Intuition und Kreativität beim Malen an. Solche Klänge gibt es in großer Auswahl; suchen Sie aus, was Ihnen gefällt. Nutzen Sie die Rhythmen und Klänge und malen Sie Ihr Bild! So entstehen wunderschöne Symphonien auf Ihrem Keilrahmen.

Material:

Keilrahmen, 50 x 60 cm

Marabu-StudioAcrylfarben in

· Cyan · Coelinblau

· Permanentgrün hell

· Chromoxidgrün stumpf

· Titanweiß

Synthetikhaarpinsel, flach,

Größe 12, 16; rund, Größe 8

2 Wassergläser, Palette, Mallappen

Musik:

zum Träumen und Entspannen

Visualisierung

Schalten Sie die Musik ein … und setzen Sie sich bequem auf einen Stuhl. Schließen Sie die Augen. Wenn Sie lieber im Raum herumtanzen möchten, tun Sie das. Lassen Sie die Musik auf sich wirken: Was empfinden Sie? Freuen Sie sich über die harmonischen, beruhigenden Klänge? Lassen Sie alles los, was Sie bis dahin beschäftigt hat, und steigen Sie immer tiefer und tiefer hinab in Ihre innere Schatzkammer. Was für eine Wohltat es ist, dieser Musik zu lauschen! Ihr Kopf wird immer freier. Und Sie sind bereit für alles Schöne.
Öffnen Sie die Augen und bringen Sie das Erfahrene in Ihren Farben auf die Leinwand.

Wellness Malübung

Testen Sie, wie diese Farben auf Sie wirken, indem Sie jeweils eine ganze Seite in Ihrem Wellness-Malbuch mit einer Farbe füllen. Anschließend betrachten Sie die jeweilige Seite ein paar Minuten sehr intensiv. Schreiben Sie Ihr Farberlebnis nieder.

So einfach geht's

Lassen Sie die Musik weiter auf sich wirken. Malen Sie Formen, die Ihnen spontan in den Sinn kommen – das können Blätter, Kugeln, Kreise, Wirbel ... sein. Wenn Sie das Bild auf dieser Seite nachmalen wollen, legen Sie große ruhige Flächen in verdünntem Permanentgrün an. Coelinblau können Sie an den dunklen Stellen mit Cyan intensivieren, um dem Blatt oder der Kugel eine Form zu geben. Hellen Sie die Farben auf, indem Sie Titanweiß hineinmischen. Permanentgrün kann durch Übermalen mit Chromoxidgrün stumpf vertieft werden.

Wirkung

Betrachten Sie Ihr fertiges Bild. Können Sie spüren, wie sehr Sie die Musik und die Farben entspannt und ausgeglichen haben? Wahrscheinlich strahlen Sie eine herrliche Ruhe aus, genießen Sie es.
Blau und Grün bringen den Körper in einen Zustand der Entspannung; Sie werden ruhig und gelassen. Mit dieser Farbkombination sollten Sie allerdings nicht arbeiten, wenn Sie anschließend fit sein müssen. Diese beiden Farben entspannen nämlich nicht nur, sie machen auch müde.

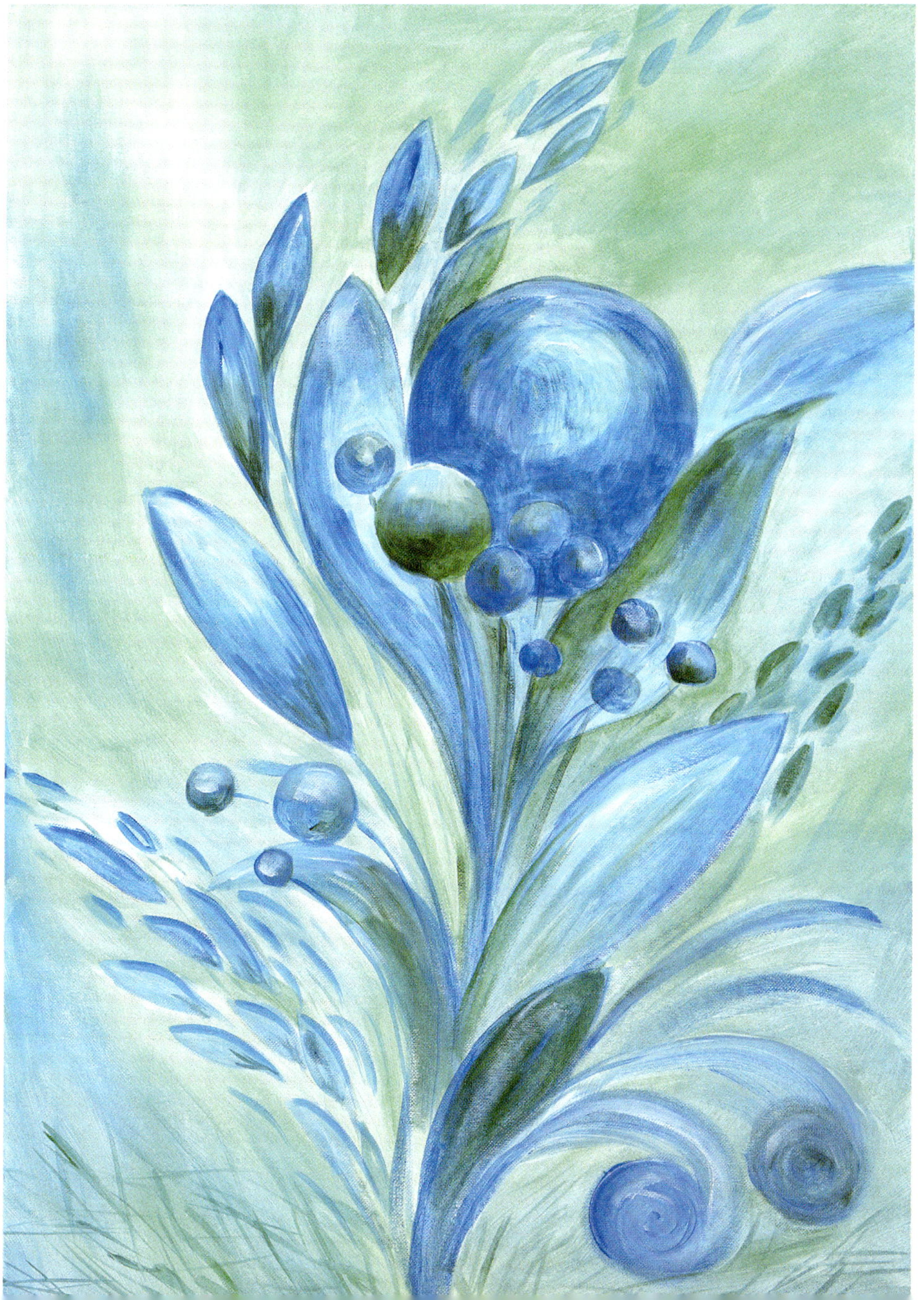

Entfaltung pur

Neuer Schwung mit Farben und Klängen

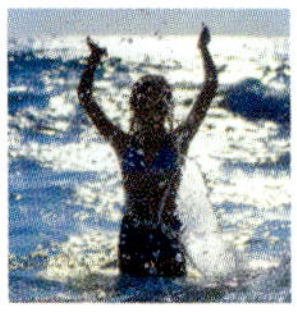

Es gibt Farben, die Körper, Geist und Seele entspannen ... und andere, die als anregend empfunden werden. Die Wirkung von solchen spannungsgeladenen Farbkombinationen kann durch rhythmische Musik noch intensiver werden. Sind Sie müde und kraftlos? Dann lassen Sie sich von einer schwungvollen Musik inspirieren – und malen Sie ein Powerbild.

Material:

Keilrahmen, 50 x 50 cm

Marabu-StudioAcrylfarben in

• Primärgelb • Kadmiumrot hell

• Kadmiumrot dkl. • Coelinblau

• Ultramarin • Pariserblau

• Permanentgrün hell

• Siena gebrannt • Titanweiß

Synthetikhaarpinsel, flach, Größe 16;

rund, Größe 8

2 Wassergläser, Palette, Mallappen

Musik:

sehr rhythmische Musik

Visualisierung

Verwenden Sie zur Unterstützung eine sehr rhythmische Musik und machen Sie die Atemübung erst nach dem Malen. Setzen Sie sich entspannt auf einen Stuhl und schließen Sie Ihre Augen. Zum Einstimmen stellen Sie sich einen kleinen roten Funken in Ihrem Inneren vor, der Sie mit Energie versorgt. Dieser Funke wird zu einer lodernden Flamme, die in den Farben Rot, Orange, Grün und Blau erstrahlt und mit unwiderstehlicher Begeisterung nach oben strebt. Sie fühlen sich kraftvoll und wollen alle Farben der Flamme – mit viel Schwung – auf den Keilrahmen bringen. Öffnen Sie die Augen und malen Sie.

So einfach geht's

Wollen Sie das Bild unten nachmalen, beginnen Sie mit Kadmiumrot dkl. und bringen die Farbe kraftvoll auf den Keilrahmen auf. Danach benutzen Sie Kadmiumrot hell und Primärgelb; der Pinsel schwingt mit viel Energie hin und her. Malen Sie weiter mit den Farben Titanweiß, Coelinblau, Ultramarin und Pariserblau. Die Ecke unten rechts mit Permanentgrün hell ausmalen. Nun betrachten Sie Ihr impulsives Werk: Können Sie sich darin entdecken? Wenn ja, dann geben Sie sich einen Platz in diesem Bild. Deuten Sie die Umrisse nur ganz leicht mit ein paar Pinselstrichen in Pariserblau an und verwenden Sie Titanweiß zum Aufhellen. Die Haare mit ein wenig Siena gebrannt malen.

Wirkung

Haben Sie die Energie und Kraft der Farben gespürt? Durch rhythmische Pinselstriche und die kräftigen Farben können Sie sich in Schwung bringen und Ihre Kreativität fördern. Müdigkeit verfliegt durch den Pinselschwung und die intensive Farbgebung. Die Fantasie wird angeregt, Sie fühlen sich leicht und beschwingt.

Wellness Malübung

Welche Gefühle tauchen jetzt auf, wo Sie das Bild vollendet haben? Malen Sie die Farben locker und impulsiv in Ihr Wellness-Malbuch, betrachten Sie das Bild und zeichnen Sie die Formen, Menschen oder Tiere ein, die Sie dabei entdecken.

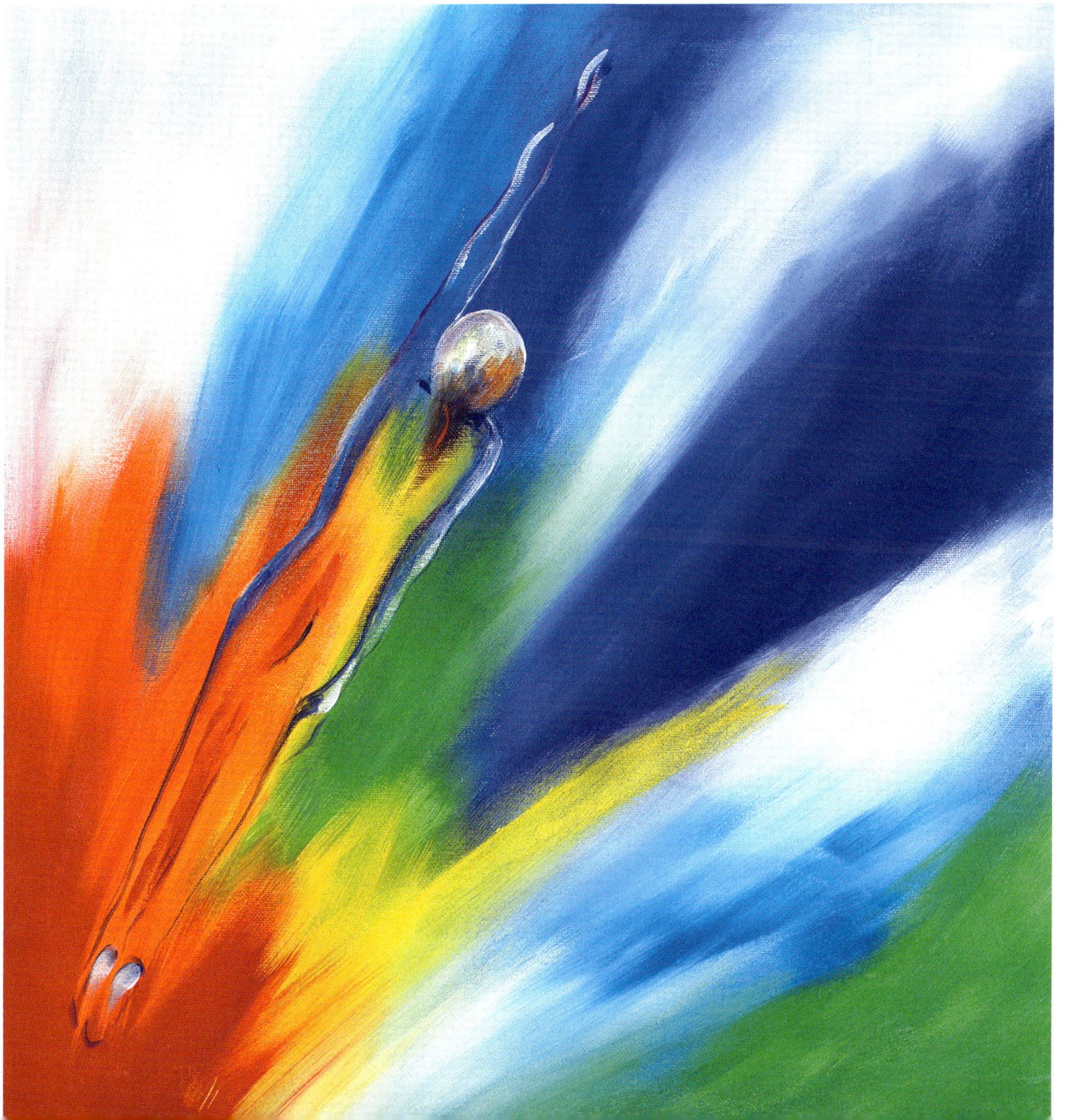

Spurensuche

Zündende Ideen mit Struktur

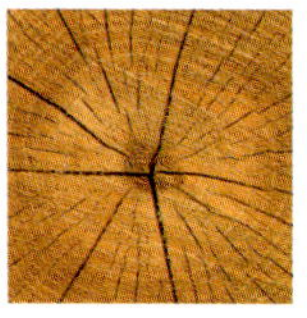

Entdecken Sie Ihre unbewussten Ressourcen, indem Sie Ihre Kopflastigkeit aufgeben. Lassen Sie die Dinge beim Malen also einfach mal laufen. Dabei erwacht Ihre Schöpferkraft von ganz allein. Manchmal brauchen Gedanken allerdings ein wenig Unterstützung: Wie wär's mit einem Spaziergang im Wald? Lassen Sie Ihre Hände über Baumrinden, Blätter ... gleiten und ertasten Sie die Struktur. Sie können dabei auch die Augen schließen.

Material:

Keilrahmen, 40 x 50 cm

Marabu-StudioAcrylfarben in

• Kadmiumgelb hell

• Primärgelb • Kadmiumorange

• Kadmiumrot dkl. • Ultramarin

• Titanweiß • Eisenoxidschwarz

Synthetikhaarpinsel, flach, Größe 24

2 Wassergläser, Palette

Mallappen, Malmesser

Haushaltsschwamm

Zahnspachtel, Kunststoffspachtel

Visualisierung

Bereiten Sie sich ein Getränk, z.B. einen Tee, zu und genießen Sie es. Setzen Sie sich ganz entspannt hin und betrachten Sie Ihre Umgebung. Welche Strukturen können Sie entdecken? Schließen Sie die Augen und lassen Sie den Raum vor Ihrem inneren Auge erscheinen. Vielleicht sehen Sie einen Schrank mit einer wunderschönen Holzoberfläche: Streichen Sie in Gedanken ganz sanft darüber, ertasten Sie die Struktur der Oberfläche, ihre Maserung; nehmen Sie wahr, wie angenehm kühl, glatt und samtweich sich das Holz anfühlt. Fahren Sie im Geist mit dem Zeigefinger um die Astrundungen herum. Öffnen Sie die Augen, gehen Sie zu Ihrem Keilrahmen und lassen Sie Ihre Struktur Gestalt annehmen.

So einfach geht's

Wenn Sie dieses Bild nachmalen wollen, gehen Sie wie folgt vor: Grundieren Sie den ganzen Keilrahmen in Kadmiumrot dkl. Geben Sie alle Farben auf die Palette. Feuchten Sie den Haushaltsschwamm an, tunken Sie ihn in Kadmiumgelb hell und drücken Sie ihn anschließend ganz leicht auf den Keilrahmen. Sie können mit dem Schwamm Strukturen auf der Leinwand hinterlassen, wie und sooft Sie möchten. Mit dem Malmesser tragen Sie die unterschiedlichen Farben etwa 2 mm dick auf und strukturieren Sie anschließend, indem Sie z.B. mit dem Zahnspachtel Kreise ziehen oder mit dem Kunststoffspachtel gerade Strukturen herausarbeiten. Nachdem die Farben trocken sind, tragen Sie den Rahmen in Eisenoxidschwarz mit dem Malmesser auf und lassen ihn trocknen. Den Keilrahmenrand können Sie dann mit dem Pinsel bemalen.

Wirkung

Wie wirken diese Strukturen auf Sie? Durch einen schöpferischen Malprozess werden Gemütskraft, Tastsinn und Fantasie angesprochen. Er stärkt das Selbstbewusstsein und fördert Ihre Aktivität.

Wellness
Malübung

Malen Sie ein paar Strukturen in Ihr Wellness-Malbuch. Ertasten Sie diese Strukturen, wenn sie getrocknet sind. Welche Empfindung haben Sie dabei? Wie fühlt es sich an? Schreiben Sie Ihre Erfahrungen auf.

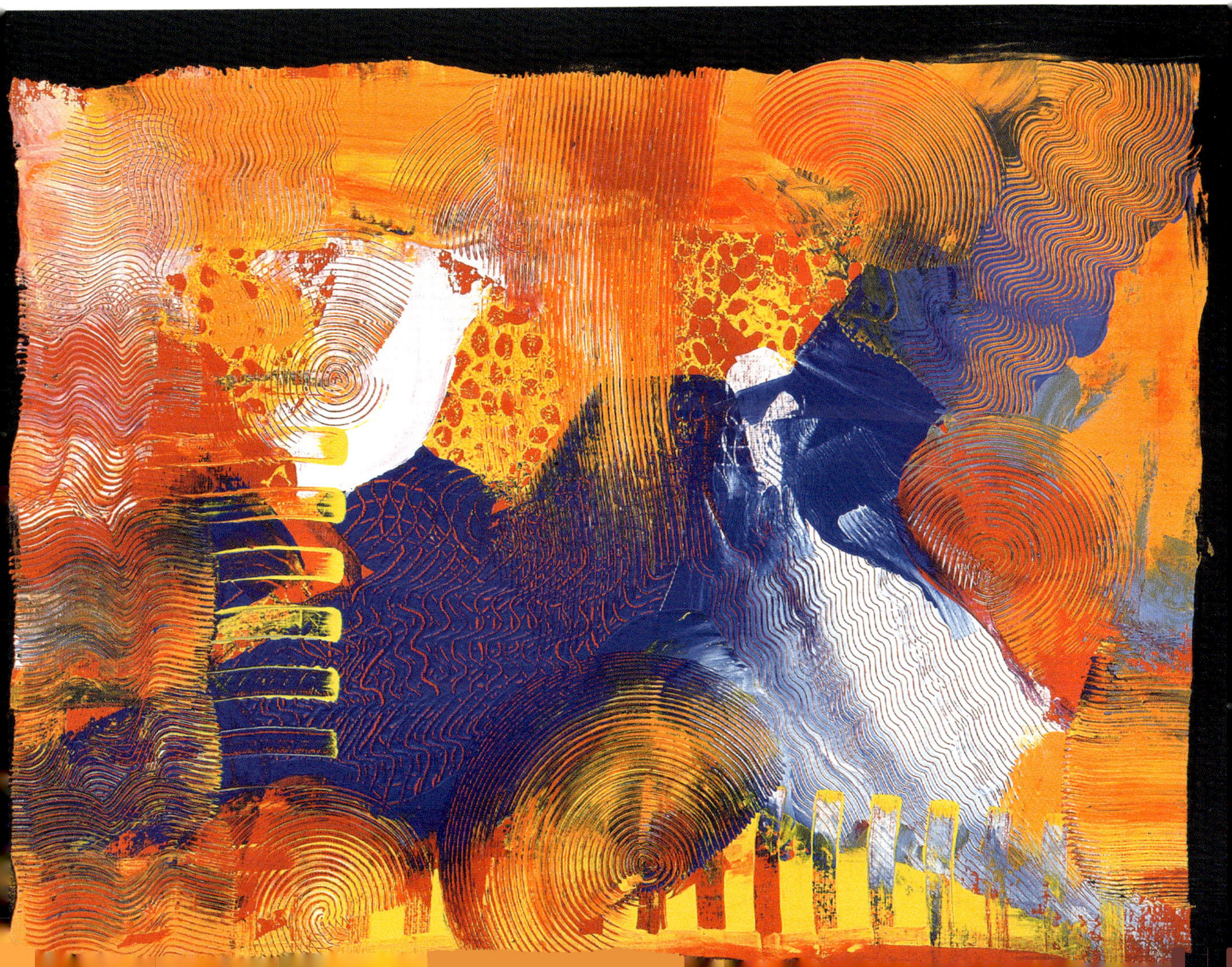

Material berühren

Kraft tanken

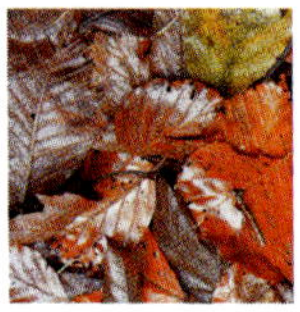

Haben Sie schon einmal ein kleines Kind beobachtet, wenn es zum ersten Mal in einem Sandkasten sitzt? Es nimmt den Sand in die Hand und lässt ihn zwischen den Fingern hindurchrieseln. Anschließend probiert es neugierig, wie der Sand schmeckt. Lassen Sie diese Aufmerksamkeit, dieses Staunen über die kleinsten Dinge in Ihr tägliches Leben mit einfließen. Sehen, sammeln und gestalten Sie Materialien kreativ-schöpferisch. Staunen Sie!

Material:

Keilrahmen, 40 x 50 cm

Marabu-StudioAcrylfarben in

• Kadmiumgelb hell • Kadmiumgelb dkl.

• Kadmiumorange • Kadmiumrot hell

• Kadmiumrot dkl. • Siena gebrannt

• Eisenoxidschwarz

Synthetikhaarpinsel, flach, Größe 12, 24

2 Wassergläser, Palette, Mallappen

Glaszucker in Schwarz

Sand, Dekosand fein, in Orange

Sieb, Netzblatt, Holzleim

Visualisierung

Setzen Sie sich entspannt hin und schließen Sie die Augen. Lassen Sie das folgende Bild vor Ihrem geistigen Auge entstehen: Sie sitzen mitten in einem Sandkasten und lassen spielerisch den Sand zwischen Ihren Händen hin und her rieseln. Der Sand fühlt sich angenehm warm an. Nun nehmen Sie ihn und lassen ihn langsam über Arme und Beine rieseln ... und vielleicht möchten Sie den Sand sogar in den Mund nehmen. Sie fühlen sich angenehm leicht wie der von der Abendsonne erwärmte feinkörnige Sand. Nachdem Sie die Visualisierung beendet haben, öffnen Sie die Augen und recken und strecken Sie sich.
Bringen Sie Ihre Erfahrungen auf die Leinwand, indem Sie den Sand als Material verwenden. Erfühlen und spüren Sie ihn, während Sie ihn benutzen.

So einfach geht's

Nehmen Sie den Holzleim und verdünnen Sie ihn mit etwas Wasser. Tauchen Sie den Pinsel in Größe 12 in den Holzleim und lassen Sie Kringel, Tropfen und Linien auf der Leinwand entstehen. (Sie können den Holzleim auch in eine leere Spülmittelflasche füllen und das Muster aufspritzen.) Geben Sie etwas Sand in das Sieb und streuen Sie ihn über die Fläche. Sieben Sie so lange, bis der Leim keinen Sand mehr aufnehmen kann. Anschließend heben Sie den Keilrahmen an einer Seite an und schütteln den überschüssigen Sand ab.
Wollen Sie das Bild unten nachmalen, verwenden Sie nach dem Trocknen (etwa 8 Stunden später) die Farben Kadmiumgelb hell, Kadmiumgelb dkl. und Kadmiumorange für den mittleren Bereich des Keilrahmens. Außen mit Kadmiumrot hell, Kadmiumrot dkl. und etwas Eisenoxidschwarz arbeiten. Danach noch einmal Holzleim aufbringen und zuerst den Dekosand in Orange darauf streuen, abschütteln und danach den schwarzen Glaszucker auftragen.

Wirkung

Betrachten Sie Ihr Bild in Ruhe. Die Arbeit mit dem Sand lässt die Kreativität erwachen und sensibilisiert die Sinne. Überfordern Sie Ihre Sinne durch zu viele Eindrücke, kann Stress entstehen. Deshalb empfehle ich Ihnen: Tun Sie sich etwas Gutes. Konzentrieren Sie sich zeitweise auf einen bestimmten Sinn (z.B. auf den Tastsinn) und auf das, was Sie durch ihn wahrnehmen. Probieren Sie beim Malen auch andere Strukturmittel aus.

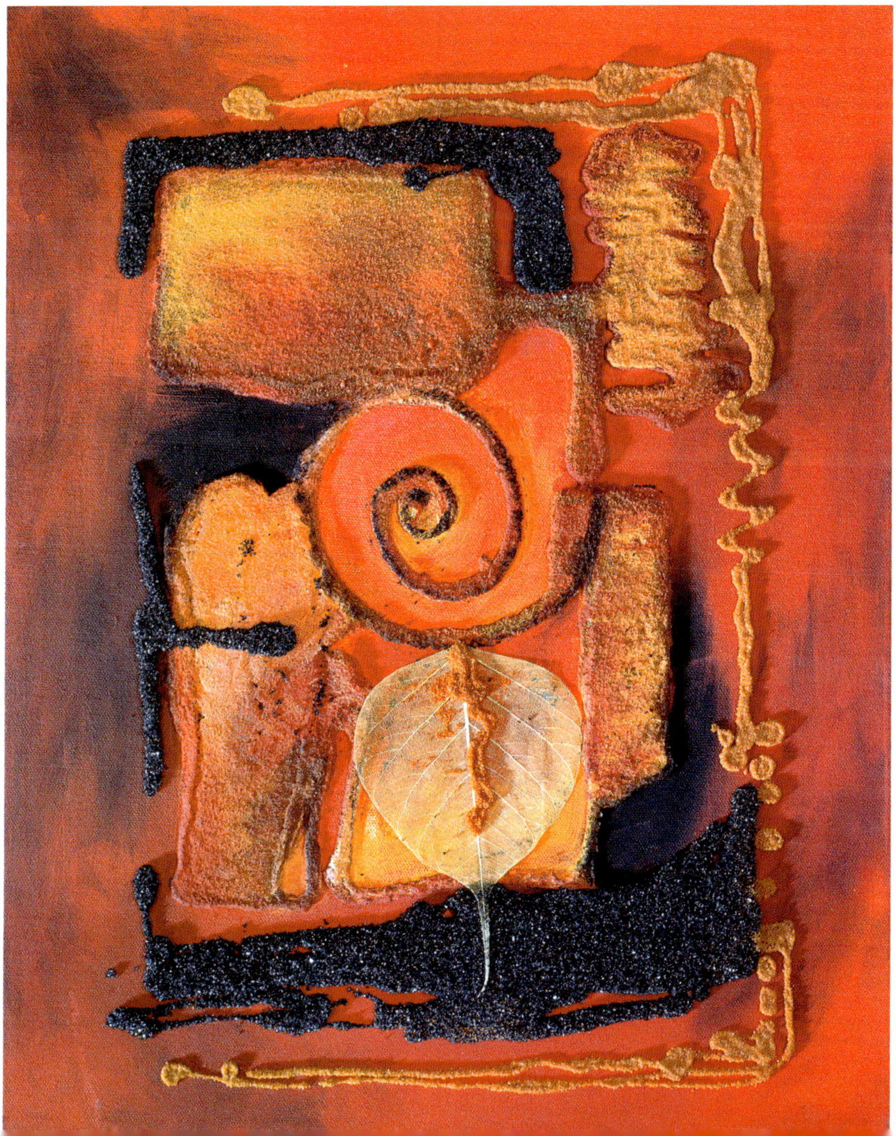

Wellness
Malübung

Schließen Sie die Augen und malen Sie ein paar Pinselstriche in Ihr Wellness-Malbuch. Schreiben Sie auf, wie gut es Ihnen gelingt: Wie oft müssen Sie Ihre Umgebung ertasten, bis Sie mit dem Pinsel Farbe in Ihr Buch bringen?

Pinselrhythmus

Hast du Töne?

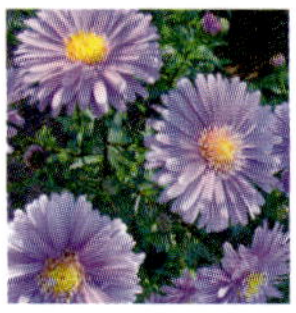

Jeder Bereich des Lebens hat seinen eigenen Rhythmus. Und so ist es auch wichtig, dass Sie Ihren persönlichen Rhythmus finden – dann können Sie mit Leichtigkeit Ihr Bestes geben! Konzentrieren Sie sich in jeder Situation ganz und gar auf das, was Sie tun, ohne aus dem Rhythmus zu kommen oder überhaupt auch nur einen Gedanken an ihn zu verschwenden. Denn: Denkt man über ihn nach, hat man ihn schon verloren. Schulen Sie also Ihre Aufmerksamkeit und entwickeln Sie so ein Gefühl für Ihren Rhythmus.

Material:

Keilrahmen, 50 x 70 cm

Marabu-StudioAcrylfarben in

• Primärgelb • Kadmiumorange

• Permanentviolett • Cyan

• Pariserblau • Titanweiß

Synthetikhaarpinsel, flach, Größe 16;

rund, Größe 10

2 Wassergläser, Palette, Mallappen

Musik:

Walzer oder andere rhythmische Musik

Visualisierung

Nehmen Sie sich Zeit. Wählen Sie ein Musikstück im Dreivierteltakt aus. Nun setzen Sie sich entspannt auf einen Stuhl und schließen die Augen. Lassen Sie sich ganz in die Musik hineinfallen; Ihre Arme schwingen im Takt mit. Nehmen Sie den Rhythmus mit allen Sinnen wahr (versuchen Sie ihn auch zu schmecken und zu sehen!) und lassen Sie Ihre Arme dabei nach vorn und zurück und waagrecht um Ihren Körper herum nach vorn und nach hinten schwingen. Gehen Sie ganz in das Gefühl hinein, das diese Musik in Ihnen auslöst ... bis die Musik endet. Öffnen Sie die Augen und bringen Sie Ihren Rhythmus auf die Leinwand.

So einfach geht's

Wenn Sie das Bild unten nachmalen wollen, beginnen Sie mit Permanentviolett und versuchen Sie den Dreivierteltakt auf die Leinwand zu bringen, indem Sie den Pinsel in Größe 16 schwingen lassen – wie ein Dirigent den Taktstock. Halten Sie den Pinselstiel locker zwischen Daumen und Zeigefinger, wie einen Taktstock, und lassen Sie ihn sich im Kreis bewegen. Summen Sie die Melodie beim Malen mit. Zum Aufhellen verwenden Sie Titanweiß, zum Abdunkeln Pariserblau. Haben Sie die Kreisbewegungen ausgeführt, lassen Sie den Rundpinsel mit den Farben Primärgelb, Titanweiß, Kadmiumorange und Cyan im Halbkreis schwingen. Danach führen Sie die Gegenbewegung in Cyan, Titanweiß, Permanentviolett und Pariserblau aus. Die Bewegungen einfach fließen lassen. Das Gemalte muss zwischendurch nicht trocknen; malen Sie, bis die weiße Fläche ganz abgedeckt ist.

Wirkung

Betrachten Sie das fertige Bild in Ruhe. Malt man nach einem Takt, so kommt man zu völlig neuen Malbewegungen, die wiederum zu ganz neuartigen Kreationen führen. Diese Technik ist besonders für Menschen geeignet, die sich sehr verkrampft fühlen und nicht loslassen können. Fröhliche, melodiöse Musik beruhigt und hilft, wenn Sie sich entspannen wollen …

Wellness *Malübung*

Probieren Sie in Ihrem Wellness-Malbuch verschiedene Schwingungsmöglichkeiten zu unterschiedlicher Musik aus: Der Pinsel kann nach oben, nach unten, im Kreis rechts- oder linksherum, in einer Acht, einer Drei, einer rechteckigen Form usw. schwingen. Schreiben Sie Ihre Gefühle auf.

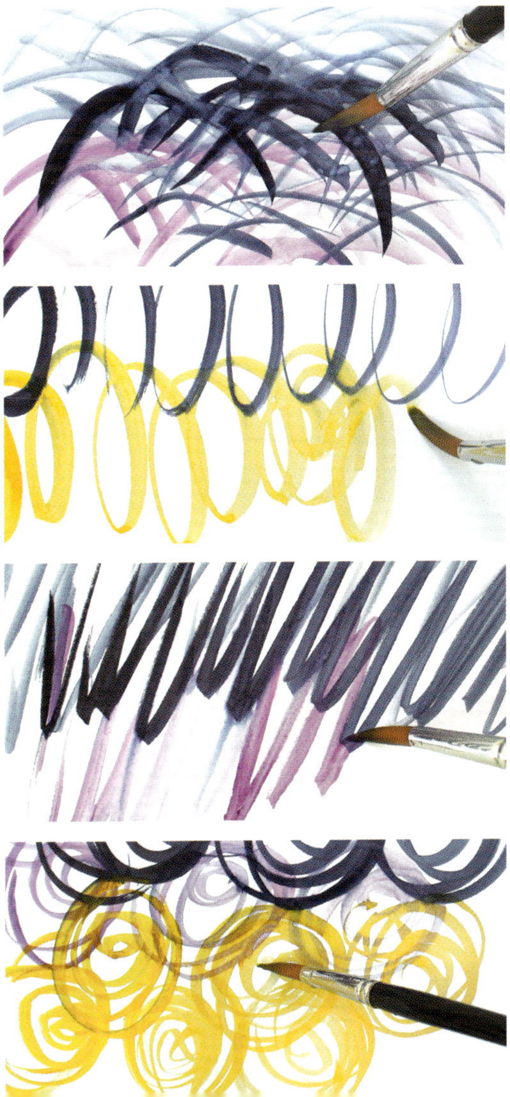

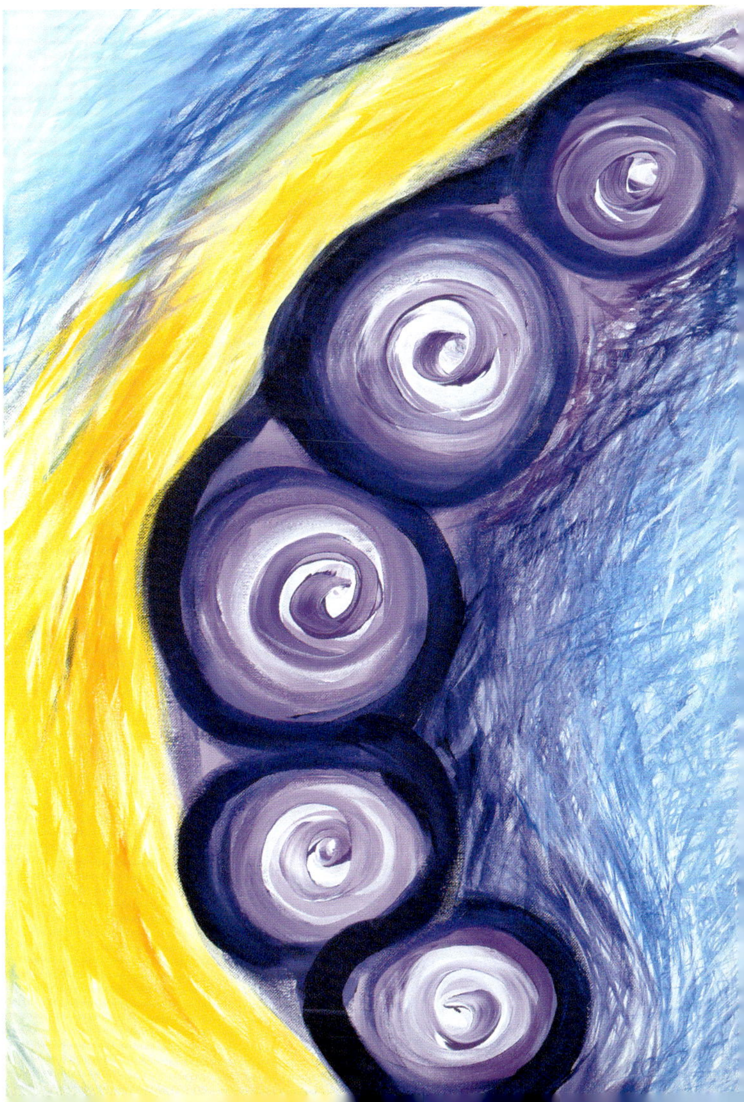

Pinseltänze

Alles im Takt

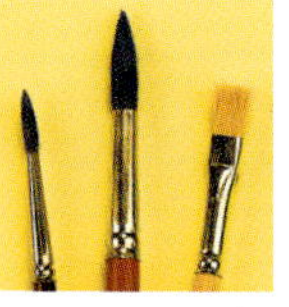

Klänge beeinflussen uns beim Malen auf unterschiedliche Weise: Durch spontane Pinselstriche können wir Bilder umsetzen, die in unser Bewusstsein gelangen, während wir eine bestimmte Musik hören. Ist Ihnen nach Tanzen zumute, setzen Sie auch diesen Impuls mit wenigen Pinselstrichen in ein Bild um. Beim Musikhören können aber auch bestimmte Gegenstände, Menschen, Tätigkeiten oder andere Geräusche in unser Bewusstsein drängen. Lassen Sie sich ein auf das Abenteuer!

Material:

Keilrahmen, 50 x 60 cm

Marabu-StudioAcrylfarben in

- Primärgelb • Kadmiumgelb hell
- Kadmiumorange • Kadmiumrot dkl.
- Eisenoxidschwarz • Titanweiß

Synthetikhaarpinsel, flach, Größe 16; rund, Größe 10

2 Wassergläser, Palette, Mallappen

Musik:

lockere, leichte Musik

(z.B. Ihr Lieblingsschlager)

Visualisierung

Welchen Sound Sie zur Visualisierung auch wählen, versuchen Sie die Musik intensiv und bewusst wahrzunehmen. Konzentrieren Sie sich ganz auf das, was dabei in Ihnen entsteht, damit Sie es auf die Leinwand bringen können (dabei können Sie die Musik immer wieder anhören). Setzen Sie sich entspannt hin, schließen Sie die Augen und lauschen Sie den Klängen, bis der letzte Ton verhallt ist. Malen Sie nun, was immer in Ihnen entstanden ist.

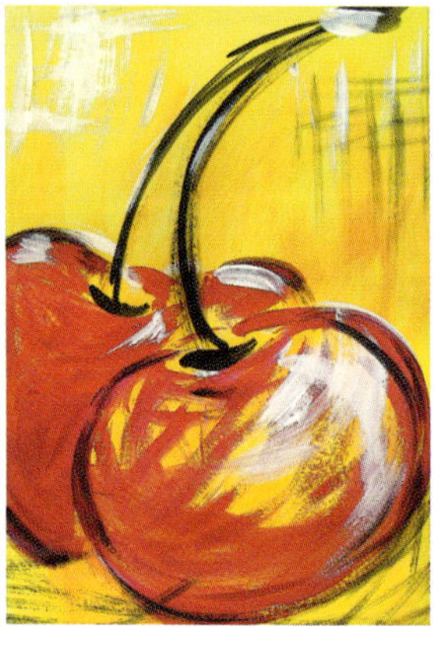

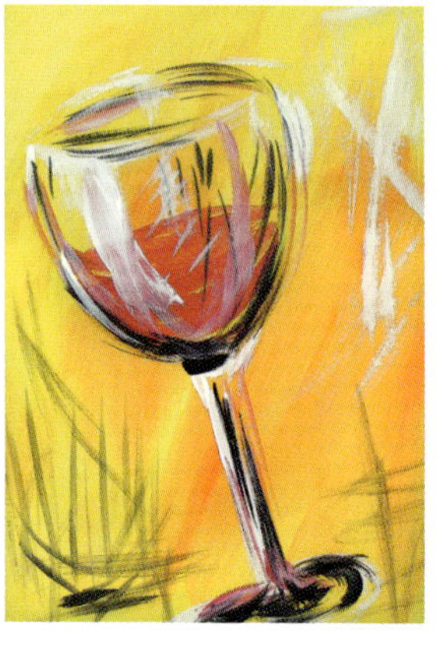

So einfach geht's

Wenn Sie das Bild unten nachmalen wollen, legen Sie als Erstes einen Hintergrund in den Farben Primärgelb, Kadmiumgelb hell und Kadmiumorange mit dem Pinsel in Größe 16 an. Zum Tanz des Pinsels lassen Sie das Musikstück noch einmal erklingen, so werden Ihre inneren Bilder wieder lebendig. Anschließend den Pinsel in Größe 10 in Kadmiumrot dkl. tauchen und einfach auf der Leinwand tanzen lassen: Er wiegt sich, kreist und schwingt, bis sich das Bild in Ihrem Kopf auf der Leinwand wiederfindet. Verwenden Sie für die Schattierung Eisenoxidschwarz und zum Aufhellen Titanweiß. Malen Sie so lange weiter, bis das Musikstück zu Ende ist.

Wirkung

Schalten Sie ab und sensibilisieren Sie Ihre Wahrnehmung. Mit etwas Übung können Sie die Angst vor dem weißen Papier oder Keilrahmen überwinden und sich völlig frei auf den Tanz des Pinsels einlassen. Die gelbroten Töne wirken fröhlich, locker und leicht. Sie machen Mut, mal ganz frei zu malen.

Wellness
Malübung

Hören Sie Musik und skizzieren Sie mit einem Bleistift Ihre inneren Bilder in Ihr Wellness-Malbuch. Schreiben Sie Ihre Gefühle dazu auf.

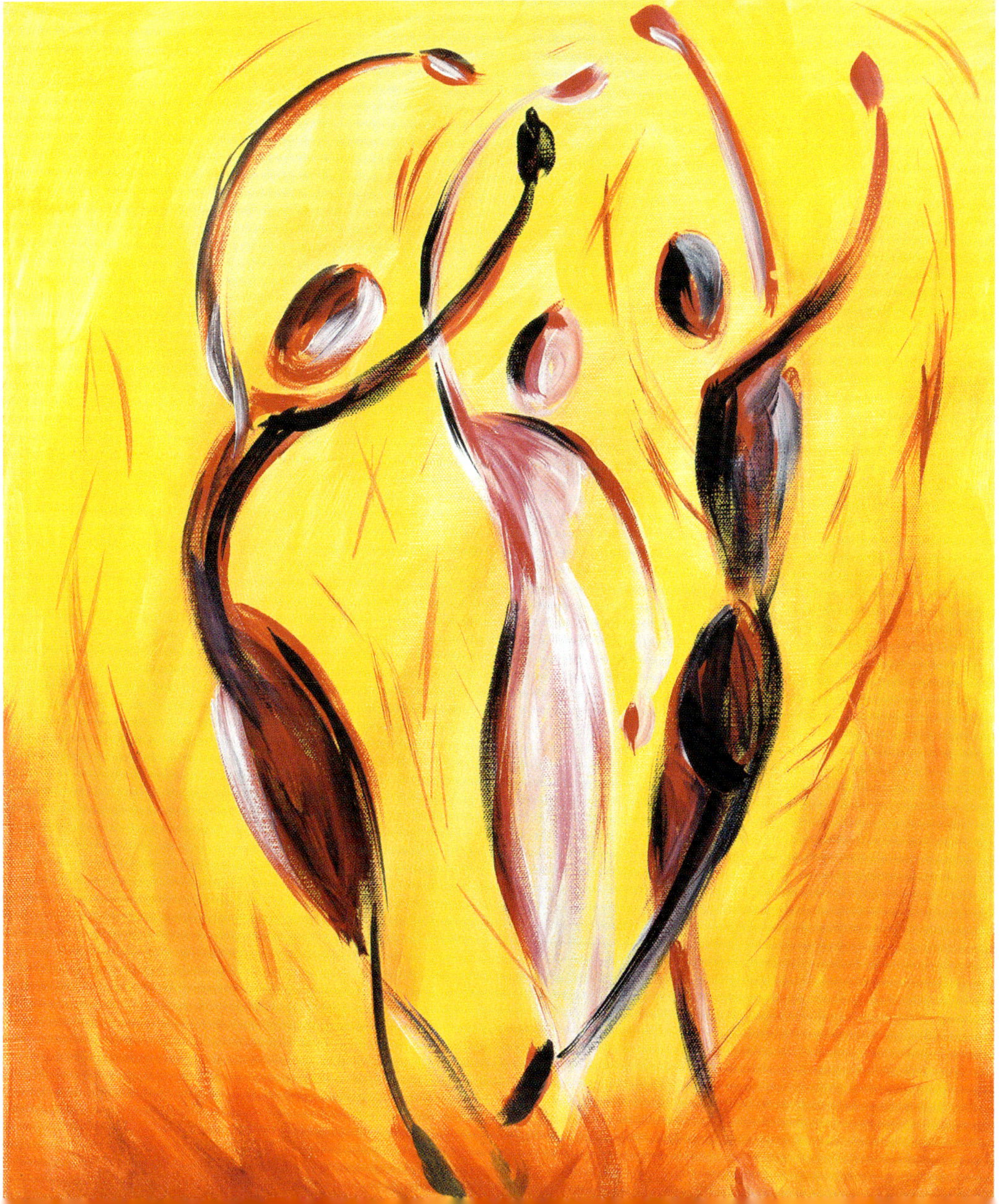

Malen mit Händen

Hautnah erleben

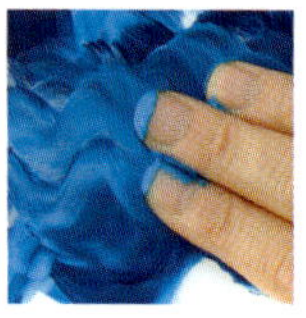

Gehen Sie auf Tuchfühlung mit Ihrem fünften Sinn, indem Sie die Farben mit den Fingern, den ganzen Händen auftragen. Unsere Finger sind sensible Instrumente; wir verwenden Sie meist ganz automatisch, ohne darüber nachzudenken; spüren gar nicht mehr, was wir mit ihrer Hilfe erfühlen können. Der Tastsinn ist eng mit Intimität, Sinnlichkeit und damit natürlich auch mit Verletzlichkeit verbunden. Haben Sie Mut zur Berührung! Gehen Sie auf Tuchfühlung mit Ihrem fünften Sinn, indem Sie ein Bild mit den Fingern, den ganzen Händen auf die Leinwand zaubern. Gönnen Sie sich die sinnliche Art der Erfahrung!

Visualisierung

Setzen Sie sich bequem auf einen Stuhl und entspannen Sie sich. Nehmen Sie anschließend mit zwei Fingern etwas blaue Farbe auf. Schließen Sie die Augen und reiben Sie die Farbe ganz sanft zwischen den zwei Fingern. Spüren Sie, wie die kühle Masse langsam warm wird; sie fühlt sich weich und geschmeidig an wie eine Creme. Versuchen Sie die blaue Farbe mit Ihren Fingern wahrzunehmen und lassen Sie Ruhe und Entspannung einkehren. Öffnen Sie Ihre Augen und malen mit den Fingern, mit der ganzen Hand.

Material:

Keilrahmen, 40 x 50 cm

Marabu-StudioAcrylfarben in

• Cyan • Coelinblau • Ultramarin

• Pariserblau • Lichter Ocker • Titanweiß

2 Wassergläser, Palette, Mallappen

Wellness
Malübung

Berühren Sie ganz bewusst Ihre eigenen Hände. Lassen Sie danach die Fingerspitzen sanft über Ihr Gesicht streichen. Welche Farben kommen Ihnen bei dieser Erfahrung in den Sinn? Malen Sie ein Bild dazu in Ihr Wellness-Malbuch.

So einfach geht's

Wenn Sie mit anderen als den angegebenen Farben malen möchten, geben Sie Ihre Farben auf die Palette. Feuchten Sie Ihre Finger in dem Wasserglas an und nehmen Sie danach mit den Zeigefingern je eine Farbe auf und malen Sie ganz spontan Ihr Bild. Wollen Sie das Bild unten nachmalen, nehmen Sie Pariserblau und Ultramarin und reiben die Farben auf den oberen und den unteren Keilrahmenrand. Wiederholen Sie das so lange, bis etwa ein Drittel des Bildes in diesen beiden Blautönen angelegt wurde. Nun verwenden Sie Coelinblau, Titanweiß, Cyan und Lichter Ocker für den mittleren Bereich. Nehmen Sie ruhig die ganze Hand. Tragen Sie die Farbe etwa 2 mm dick auf. Wenn der ganze Keilrahmen mit Farbe bedeckt ist, waschen Sie sich die Hände. Trocknen Sie sie gut ab, nehmen Sie den Zeigefinger und malen Sie jetzt Kreise in die noch feuchte Farbe.

Wirkung

Was haben Sie beim Auftragen der Farbe gefühlt? Mussten Sie sich überwinden, mit den Fingern zu arbeiten oder hat es Ihnen gefallen? Was unsere Sinnesorgane aufnehmen, beeinflusst unser Wohlbefinden in erheblichem Maße. Die blaue Farbe schenkt uns Gelassenheit.

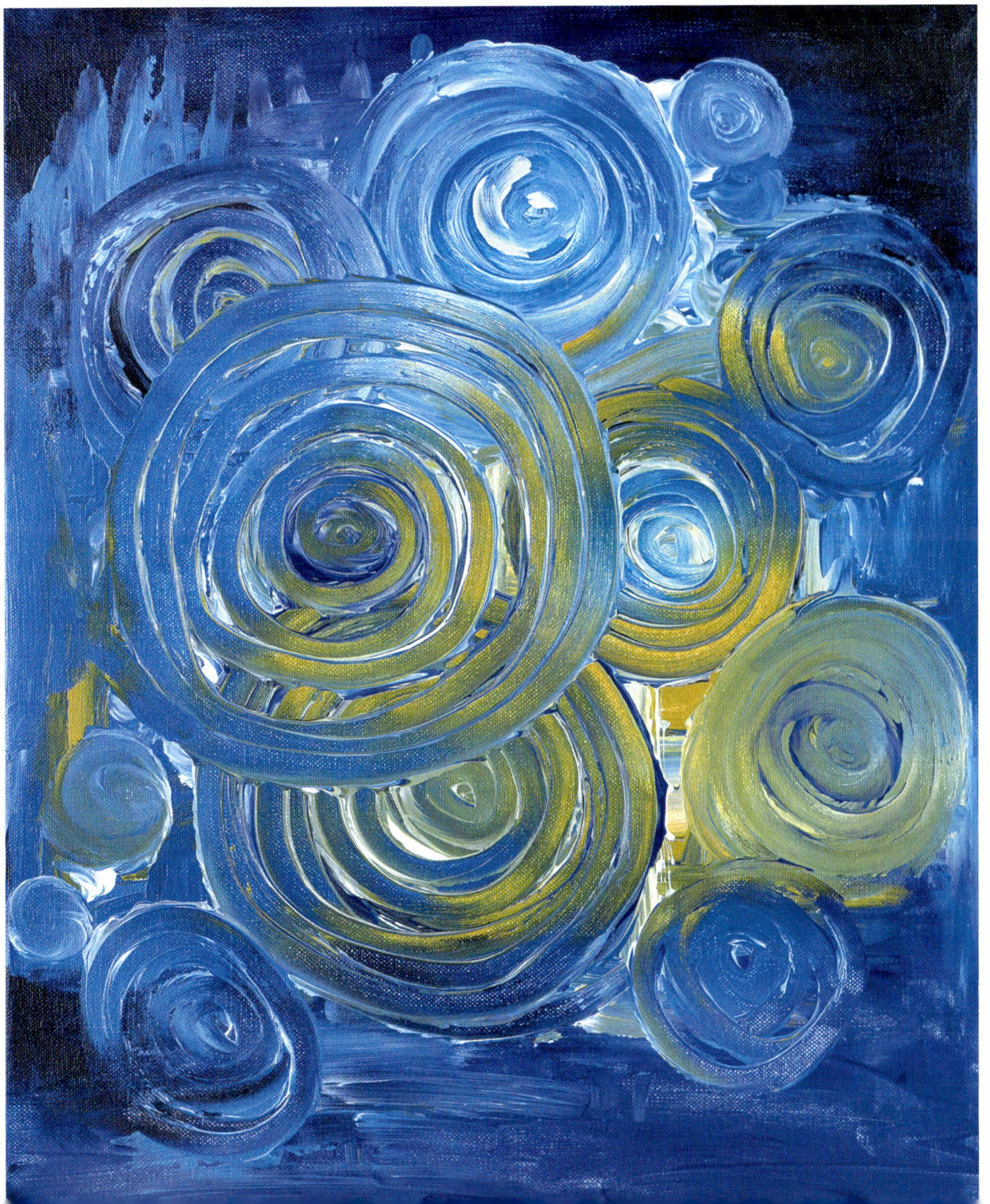

Alles im Fluss

In Formen abtauchen

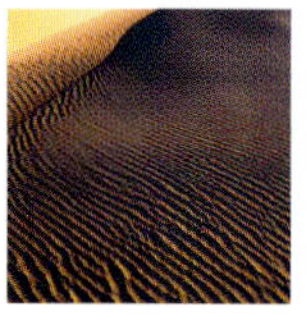

Tagtäglich prasseln unzählige Informationen über uns herein und viele würden die Gedanken gern mal auf „Standby" schalten. Eine Möglichkeit, um zur Ruhe zu kommen, ist die Meditation. Sie können Ihr Gleichgewicht aber auch beim Malen wiederfinden, indem Sie z.B. weiche, runde Formen malen. Denn: Runde Formen werden im Gegensatz zu spitzen und kantigen Formen als sehr angenehm empfunden. (Diese Technik eignet sich auch für kurze Pausen zwischendurch.)

Material:

Aquarellblock, 300g/m^2, ca. 40 x 60 cm

Schmincke Aquarellfarben in

• Chromorange • Kadmiumrot hell

• Indigo • Ultramarin • Coelinblau

Marderhaarpinsel, Größe 12

2 Wassergläser, Mallappen, Messer

Schwamm

Musik:

Entspannungsmusik

Visualisierung

Falls Sie nur ein paar Minuten zur Verfügung haben und sich trotzdem eine Malpause gönnen wollen, können Sie auch direkt nach der Atemübung von Seite 13 zu malen beginnen. Wenn Sie mehr Zeit haben, setzen Sie sich entspannt hin, schließen die Augen und strecken Arme und Beine aus. Nun spannen Sie den ganzen Körper an und lösen diese Spannung genauso schnell wieder. Wiederholen Sie das ein paar Mal. Anschließend lassen Sie vor Ihrem geistigen Auge folgendes Bild entstehen: Durch Sie hindurch fließt ein hellblaues Licht. Es dringt an der Stirn in Ihren Körper ein und durchströmt zuerst das Gesicht, dann den Hals, fließt in die Arme hinab, den Rücken hinunter in den Bauch hinein und zum Schluss in die Beine und durch die Fußsohlen wieder aus Ihrem Körper heraus. Das Licht nimmt allen Stress mit ... und Sie fühlen sich jetzt vollkommen entspannt.

So einfach geht's

Befeuchten Sie das oberste Blatt direkt auf dem Aquarellblock einfach nur mit dem Schwamm. Bringen Sie nun, was Sie erfahren haben, aufs Papier. Wenn Sie das Bild nachmalen wollen, feuchten Sie den Pinsel an, tauchen ihn in Kadmiumrot hell und malen eine weich fließende Linie in die Mitte. Als Nächstes Chromorange verwenden, danach Indigo und Coelinblau. Drehen Sie das Papier um und malen Sie im Anschluss an das Kadmiumrot hell mit Indigo weiter. Zum Schluss Coelinblau auftragen und das Papier trocknen lassen. Das Blatt nach dem vollständigen Trocknen mit einem Messer vorsichtig vom Block lösen.

Wirkung

Wie geht es Ihnen jetzt? Fühlen Sie sich entspannter? Diese Art zu malen schenkt Ihnen Ruhe und Ausgeglichenheit. Experimentieren Sie mit anderen runden Formen und beobachten Sie die Wirkung.

Wellness Malübung

Malen Sie einige Bilder in dieser Art in jeweils anderen Farbnuancen. Schreiben Sie in Ihr Wellness-Malbuch, bei welchen Farben Sie sich wohl und bei welchen Sie sich unwohl fühlen.

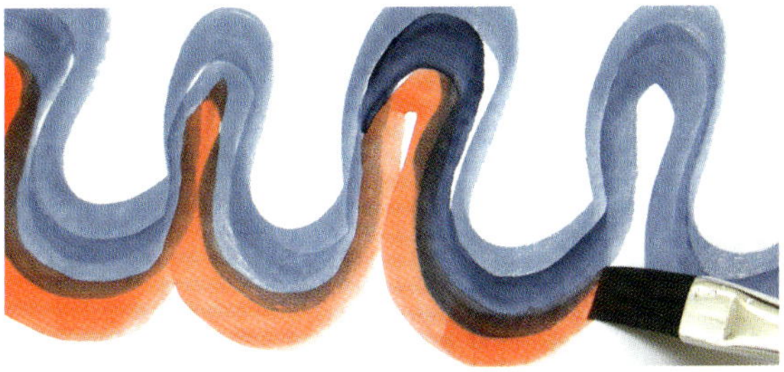

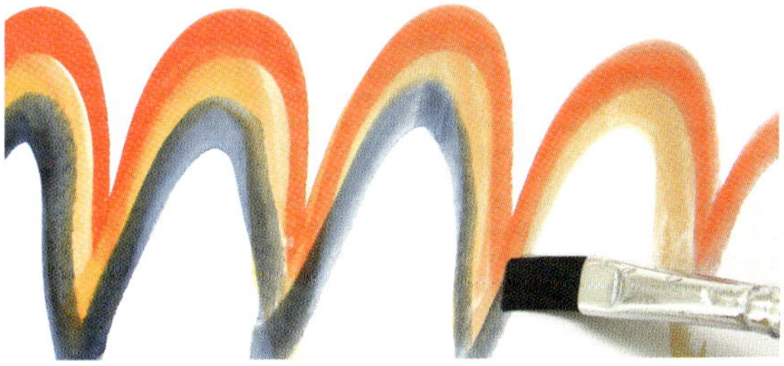

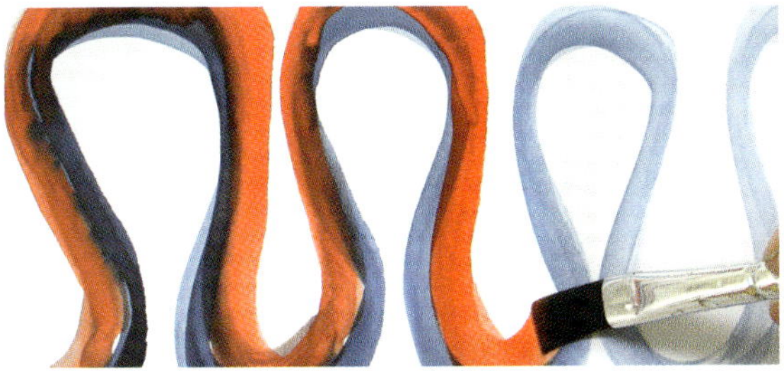

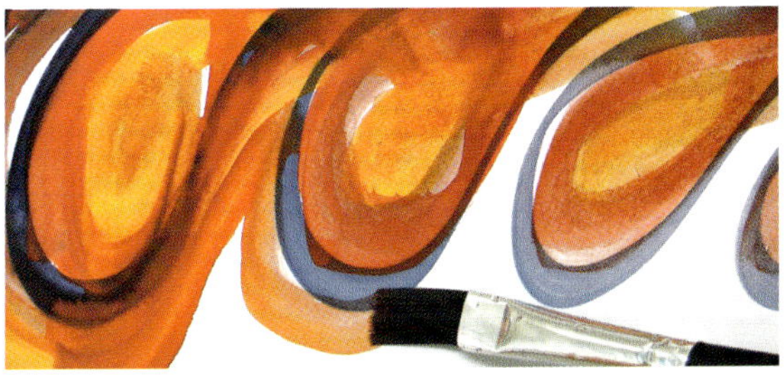

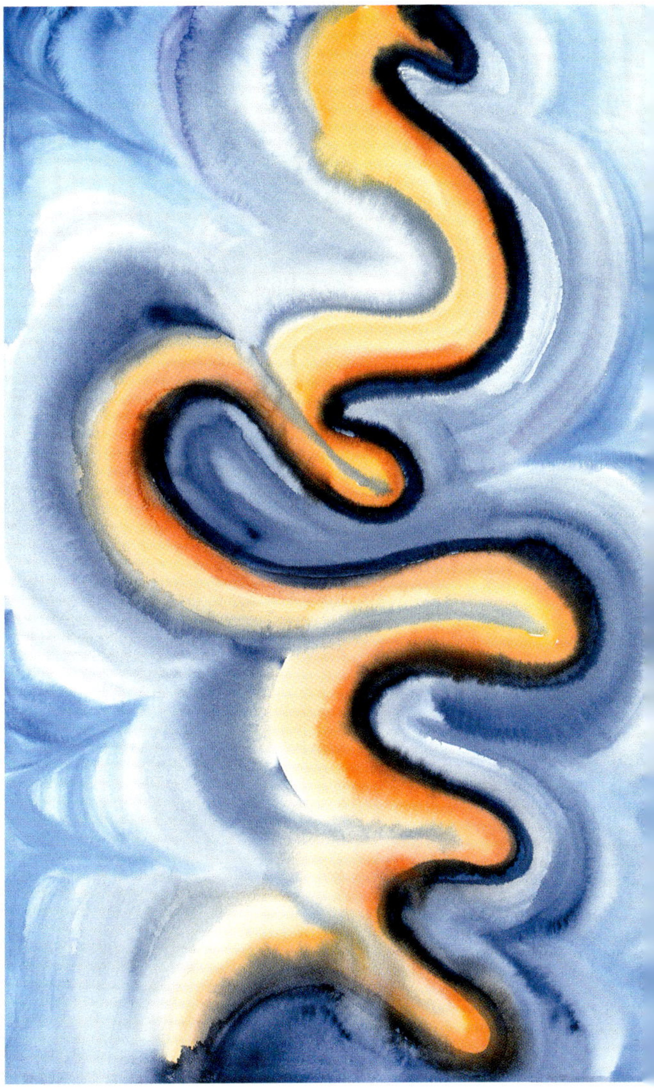

Positive Energie

Schnell wieder fit sein

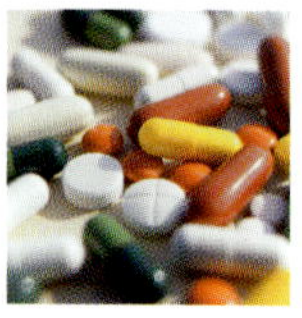

Sind Sie müde und kraftlos? Haben Sie wenig Energie? In diesem Fall können Sie sich durch starke Farbkontraste positiv stimulieren. Manche Formen – etwa schiefe und kantige Formen, die ungleichmäßig sind – erzeugen ebenfalls mehr Spannung als andere: Ein Dreieck, das auf der Spitze steht, wird als unbeständig empfunden. Malt oder betrachtet man solche Bilder, so fühlt man sich energiegeladener und verspürt den Wunsch nach Bewegung.

Material:

Keilrahmen, 40 x 40 cm

Marabu-StudioAcrylfarben in

• Primärgelb • Kadmiumgelb hell

• Kadmiumgelb dkl. • Kadmiumorange

• Kadmiumrot hell • Kadmiumrot dkl.

Synthetikhaarpinsel, flach, Größe 16; rund, Größe 10

2 Wassergläser, Palette, Mallappen

wasserlöslicher Farbstift in Rot

Visualisierung

Entspannen Sie sich und schließen Sie die Augen. Stellen Sie sich vor, wie Sie vor dem Keilrahmen stehen. Sie sind voller Energie und Kraft; Sie strotzen nur so vor Vitalität und möchten diese Energie mit Entschlossenheit auf die Leinwand bringen. Öffnen Sie Ihre Augen und malen Sie los.

So einfach geht's

Wenn Sie das Bild rechts nachmalen wollen, zeichnen Sie mit dem wasserlöslichen Farbstift zuerst eine unruhige Zickzacklinie und mehrere Dreiecke auf die Leinwand. Die obere Hälfte der Keilrahmenfläche grundieren Sie mit Primärgelb, die untere mit Kadmiumrot dkl. Die Dreiecke oben in Kadmiumrot dkl., Kadmiumrot hell und Kadmiumorange ausmalen, das gelbe Dreieck in Primärgelb. Damit das Gelb noch intensiver wirkt, vom Keilrahmenrand in Richtung Rot mit Kadmiumgelb hell betonen. Die rote Fläche ebenso vom unteren Keilrahmenrand zur Mitte hin zuerst in Kadmiumrot hell und darüber in die feuchte Farbe noch etwas Kadmiumorange malen.

Wirkung

Betrachten Sie Ihr Werk in Ruhe. Das Rot wirkt fröhlich verspielt und bringt ein angenehmes Maß an Dynamik in den Tag. In Verbindung mit dem warmen Gelb vertreibt es düstere Gedanken.

Malen Sie verschiedene Farbkontraste und Formen in Ihr Wellness-Malbuch. Schreiben Sie auf, was Sie dabei empfinden.

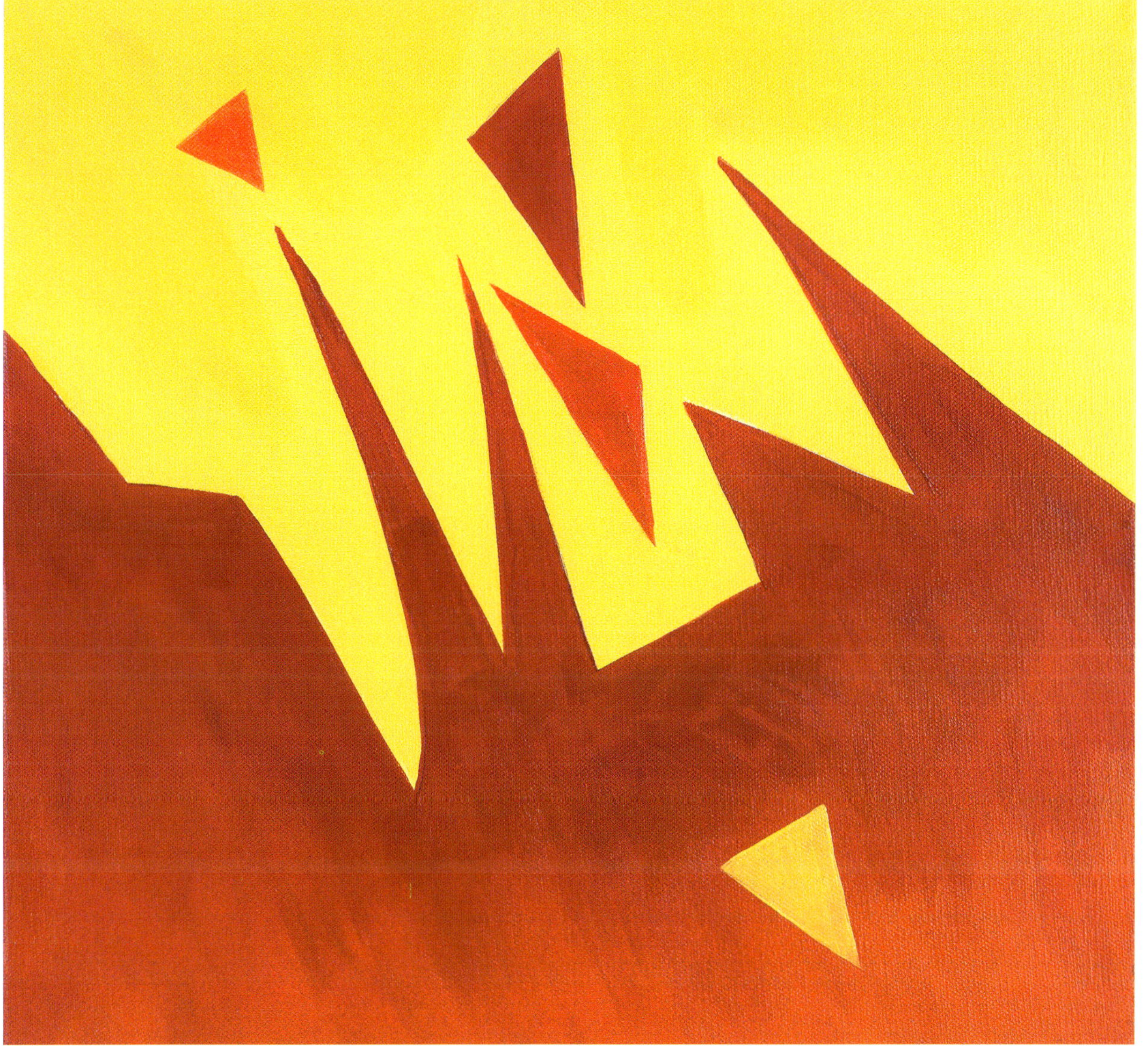

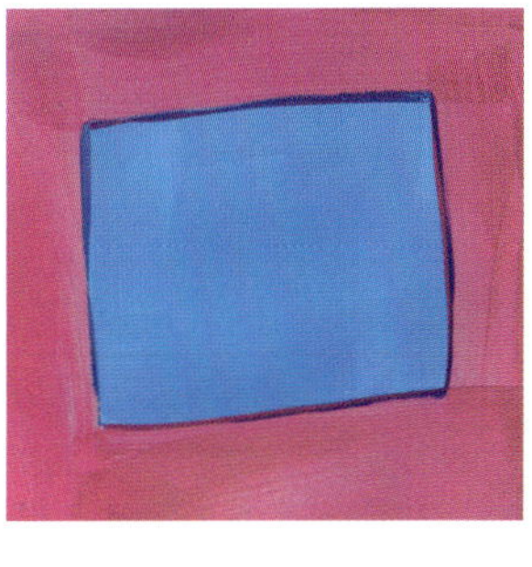

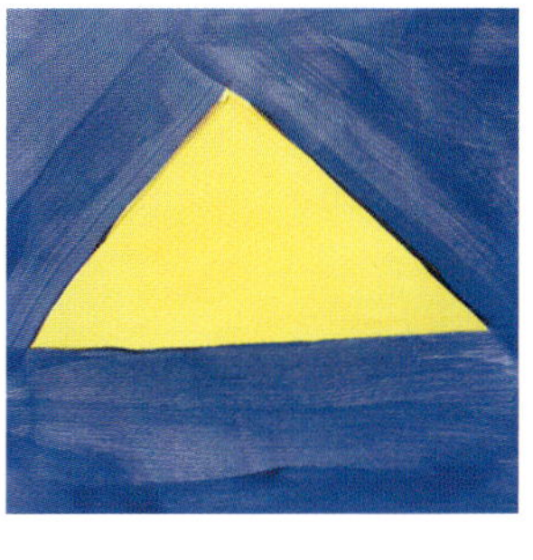

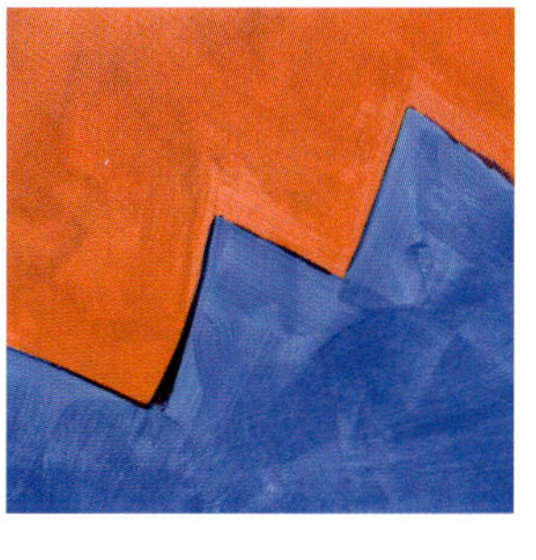

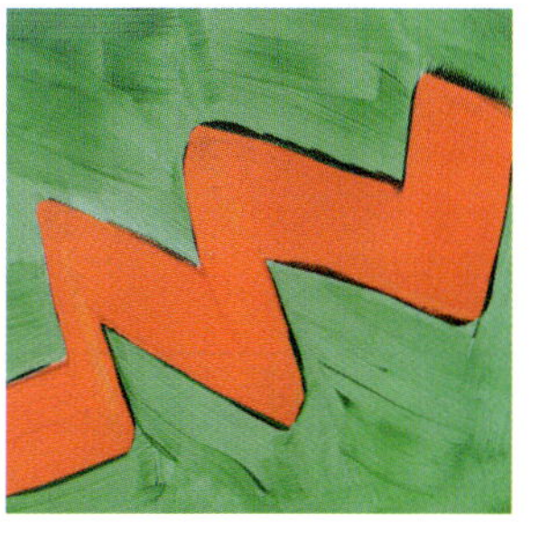

Linien

In der Ruhe liegt die Kraft

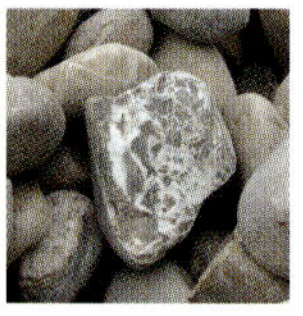

Linien und Formen frei mit dem Pinsel zu malen schult nicht nur Ihre Fähigkeit, mit der Hand zu zeichnen, die rhythmischen Wiederholungen beruhigen außerdem den Geist und gleichen Ihren Gemütszustand aus. Sie können abschalten und sich ganz in das Malen der Linien versenken – das ist übrigens auch eine Art von Meditation. Unterstützt wird diese Form der Versenkung außerdem durch spirituelle Farben wie zum Beispiel Magenta und Violett.

Visualisierung

Setzen Sie sich bequem hin und entspannen Sie Ihren Körper; die Arme hängen locker an den Seiten herunter. Atmen Sie ein paar Mal tief ein und aus. Halten Sie einen Moment inne und betrachten Sie ganz bewusst Ihre Umgebung. Nun schließen Sie die Augen und dehnen Ihre Aufmerksamkeit so weit aus, dass Sie die Linien, die Ihnen in Möbeln, Teppichen und auf Wänden begegnet sind, mit Ihrem inneren Auge wahrnehmen können. Ertasten Sie diese Strukturen in Gedanken. Wo auch immer Sie sich hinwenden: Sie nehmen überall Linien und Farben wahr. Dabei sind Sie ganz ruhig und entspannt. Eine wohlige Wärme durchflutet Ihren Körper und Sie wollen endlich malen, was Sie erlebt haben. Öffnen Sie Ihre Augen und beginnen Sie zu malen.

Material:

Aquarellblock, 300g/m², ca. 40 x 60 cm

Schmincke Aquarellfarben in

- Chromgelb • Chromorange • Dunkelrot
- Magenta • Elfenbeinschwarz

Marderhaarpinsel, rund, Größe 5, 12

2 Wassergläser, Mallappen, Schwamm

Musik:

ruhige Instrumentalmusik

Wellness
Malübung

Solche Linien und Konturen lassen sich auch mit Farbstiften oder einem Bleistift malen. Kreieren Sie immer wieder neue Formen. Die Zeichnungen können Sie auch unterwegs, z.B. im Zug, oder zwischendurch am Schreibtisch anfertigen.

So einfach geht's

Befeuchten Sie das oberste Blatt direkt auf dem Aquarellblock mit dem Schwamm. Wenn Sie das Bild unten rechts nacharbeiten wollen, malen Sie anschließend mit Magenta, Dunkelrot, Chromorange und Chromgelb dkl. direkt in die noch feuchten Farben. Die Farben sollen ineinander laufen und fließen, so dass schöne Farbflächen und Farbübergänge entstehen. Danach lassen Sie das Papier gut trocknen. (Sie können das Aquarellpapier schon am Tag zuvor grundieren.) Mischen Sie für die feinen Linien Magenta, Dunkelrot und Elfenbeinschwarz. Betrachten Sie Ihr Bild genau: Welche Stellen möchten Sie erhalten? Legen Sie um diese herum weiche wellenförmige Linien in der Rot-Mischung mit dem Pinsel in Größe 5 an. Ziehen Sie immer wieder Linien, in kleinen Abständen, bis Sie das ganze Blatt bemalt haben und nur die frei gelassenen Stellen übrig geblieben sind. Bevor Sie das Blatt entfernen, muss das Bild vollkommen getrocknet sein.

Wirkung

Während Sie in gleichmäßigen Abständen Linien ziehen, können Sie die Seele so richtig baumeln lassen. Die Gedanken werden frei, Anspannungen lösen sich und Sie werden innerlich immer ruhiger. Sie fühlen sich wohl und geborgen. Und in dieser Stimmung können Sie mit ruhiger Hand problemlos feine Linien ziehen und Konturen malen.

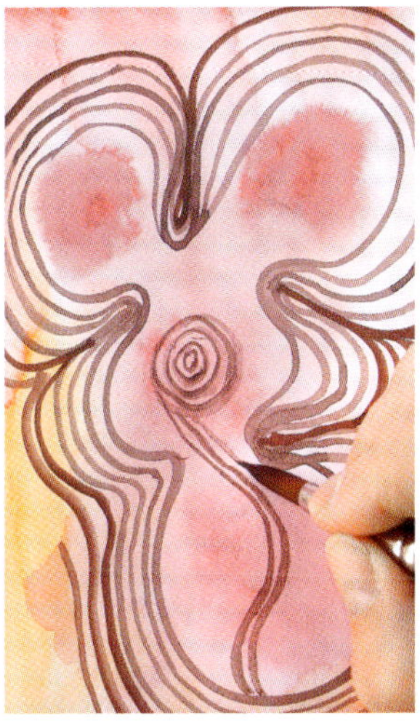
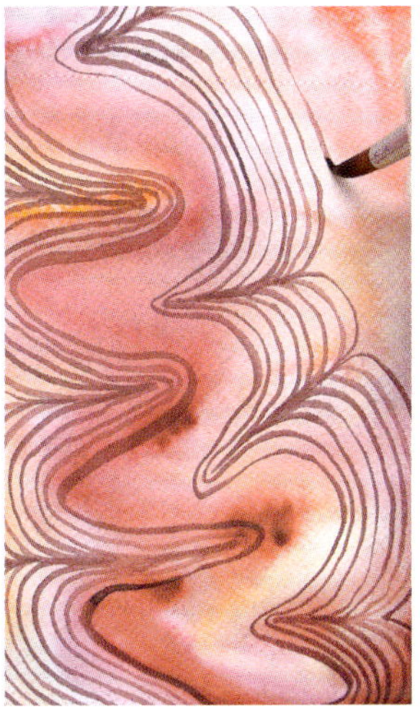
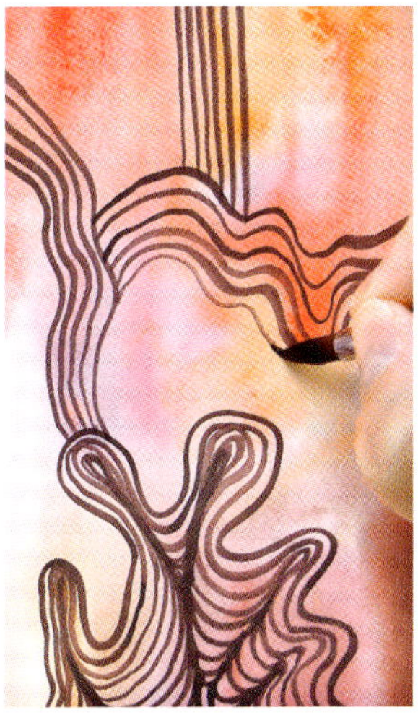
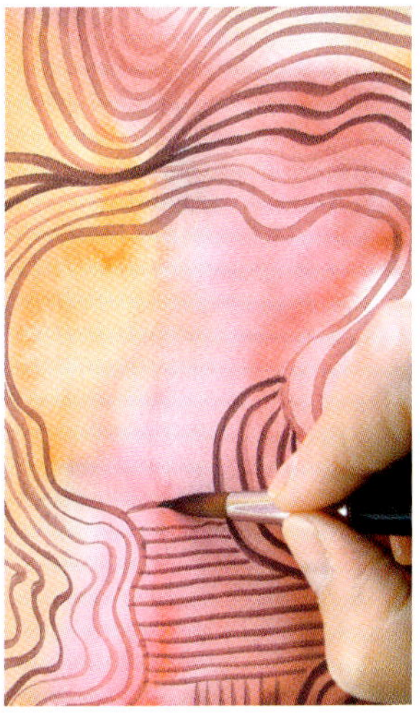
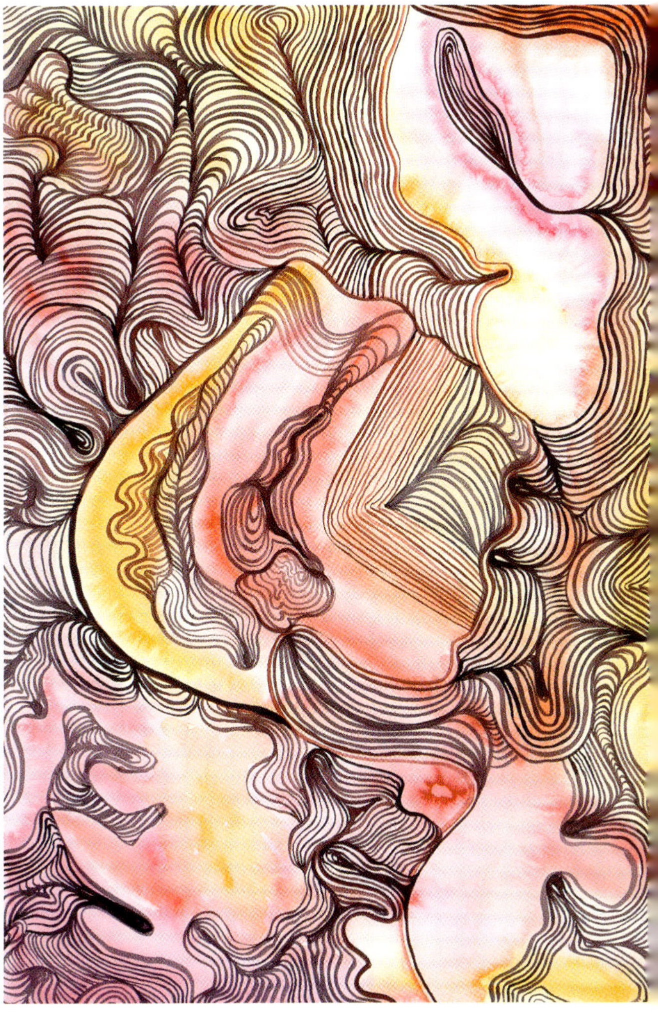

Spiegelbilder

Der schwarz-weiße Spiegel

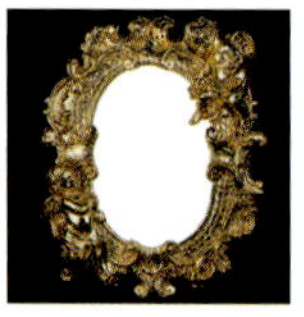

Farbflächen und Linien werden hier einfach negativ gespiegelt, d.h., was auf der einen Seite weiß ist, wird auf der anderen in Schwarz gemalt und umgekehrt. Schwarz und Weiß nehmen unter den Farben eine Sonderstellung ein: Schwarz ist eine unbunte und Weiß ist eine Nichtfarbe. Mit Weiß werden das Vollkommene, der Anfang und das Gute in Verbindung gebracht, während Schwarz oft für negative Gefühle steht, aber auch für Individualität. Die Spiegelbilder, die wir malen werden, zeigen sehr deutlich, dass alles seine positiven und seine negativen Seiten hat. Diese Tatsache wird leider allzu oft übersehen und man sollte sie sich in jeder Situation vergegenwärtigen. Spiegelbilder zu malen ist nicht einfach; man benötigt dazu viel Muße und Geduld.

Material:

Keilrahmen, 40 x 50 cm

Marabu-StudioAcrylfarben in

• Titanweiß • Eisenoxidschwarz

Synthetikhaarpinsel, flach, Größe 16;

rund, Größe 6, 10

2 Wassergläser, Palette, Mallappen

wasserlöslicher Farbstift in Schwarz

Lineal

Visualisierung

Setzen Sie sich auf einen Stuhl, schließen Sie Ihre Augen und lassen Sie alle Anspannungen aus dem Körper hinausfließen. Lassen Sie vor Ihrem inneren Auge folgendes Bild entstehen: Sie schweben über Ihrem Wohnhaus und betrachten es aus der Vogelperspektive. Schauen Sie es sich in aller Ruhe an. Danach schwingen Sie sich noch ein wenig höher; von hier aus können Sie die ganze Stadt sehen. Ein warmer Wind trägt Sie höher und höher und Sie können unter sich Ihr Land erkennen ... dann den Kontinent ... und zum Schluss sehen Sie nur noch Umrisse auf dem blauen Erdball. Sie betrachten die Erdkugel, wie sie sich langsam durch das Weltall bewegt ... und diese beruhigende Weite erfüllt Sie ganz und gar.
Öffnen Sie die Augen und malen Sie ein Spiegelbild auf die Leinwand, das aus Ihrem Innersten kommt. Oder setzen Sie sich vor einen Spiegel und malen Sie Ihre positive und negative Seite.

So einfach geht's

Grundieren Sie den Keilrahmen mit Titanweiß. Markieren Sie die Mitte mit dem Lineal und dem wasserlöslichen Farbstift. Zeichnen Sie auf der linken Seite ein Motiv auf, z.B. eine Hälfte Ihres Gesichtes. Wenn Sie fertig sind, versuchen Sie dieses Motiv auf der rechten Seite genau nachzuzeichnen. Bemalen Sie auf der linken Seite die Flächen, die mit Eisenoxidschwarz ausgemalt werden sollen. Auf der rechten Seite lassen Sie die entsprechenden Flächen weiß. Was auf der linken Seite weiß bleibt, malen Sie rechts in Eisenoxidschwarz aus. Manche Stellen müssen zum Abgrenzen nochmals mit Titanweiß betont werden. Die Pinselstärken sollten Sie auf die entsprechenden Flächen abstimmen.

Wirkung

Betrachten Sie Ihr Bild noch einmal: Wie wirkt es auf Sie? Die Wirkung von Weiß und Schwarz ist eher reflektierend bzw. absorbierend als verändernd. Weiß reflektiert die Lichtstrahlen, während Schwarz das Licht absorbiert. Diese Farben helfen, Probleme aus den beiden entgegengesetzten Perspektiven zu betrachten. Tut man das nicht nur äußerlich, sondern auch innerlich, wird ein realitätsbezogenes Handeln unterstützt.

Wellness
Malübung

Malen Sie ohne lange nachzudenken Spiegelbilder mit dem Pinsel in Ihr Wellness-Malbuch.

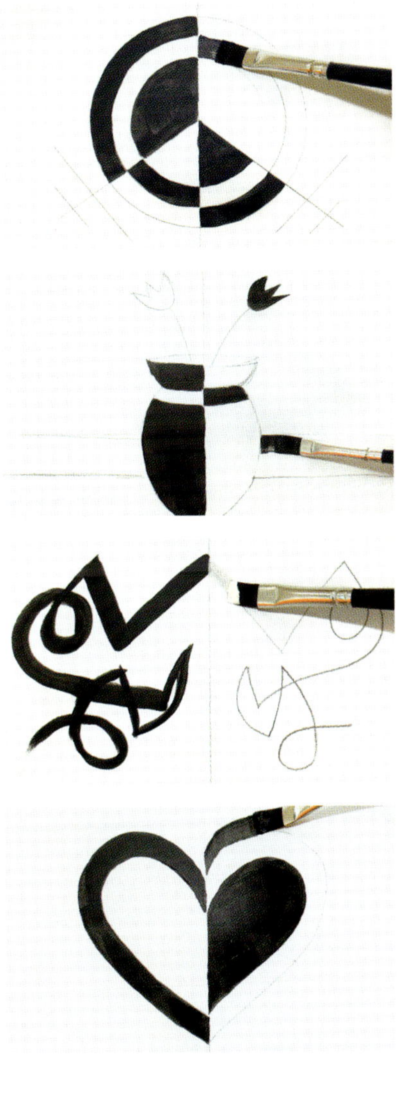

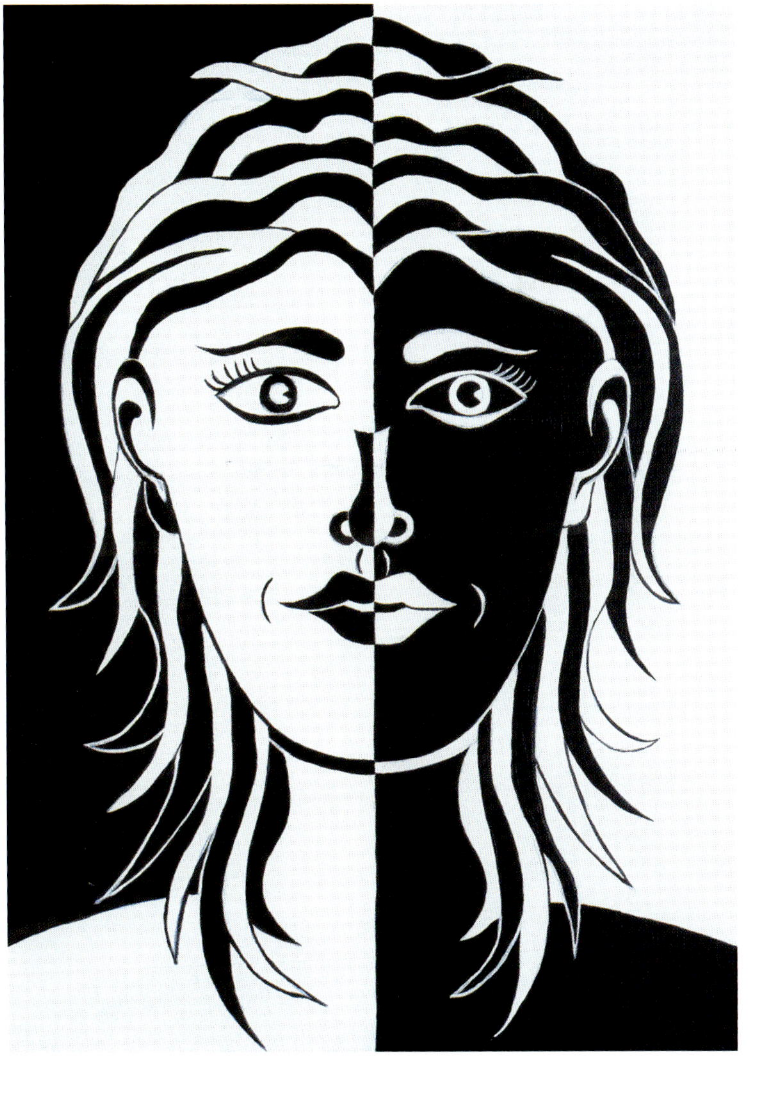

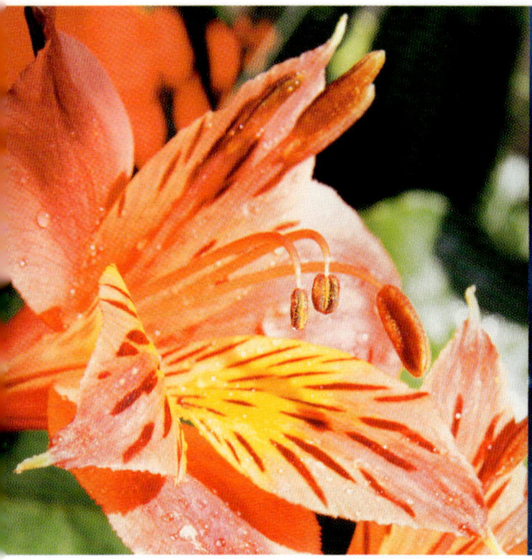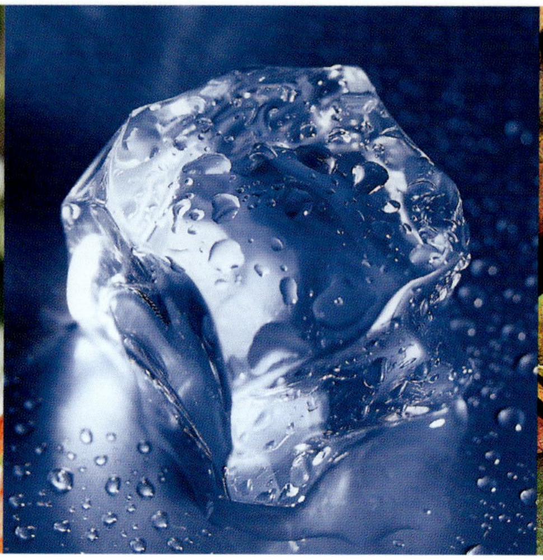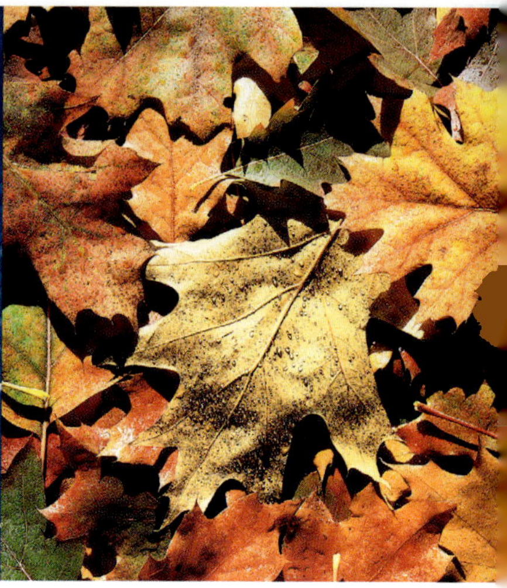

Sinnlichkeit

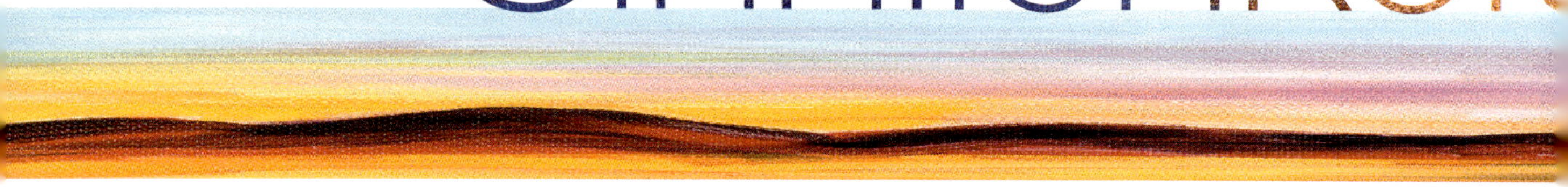

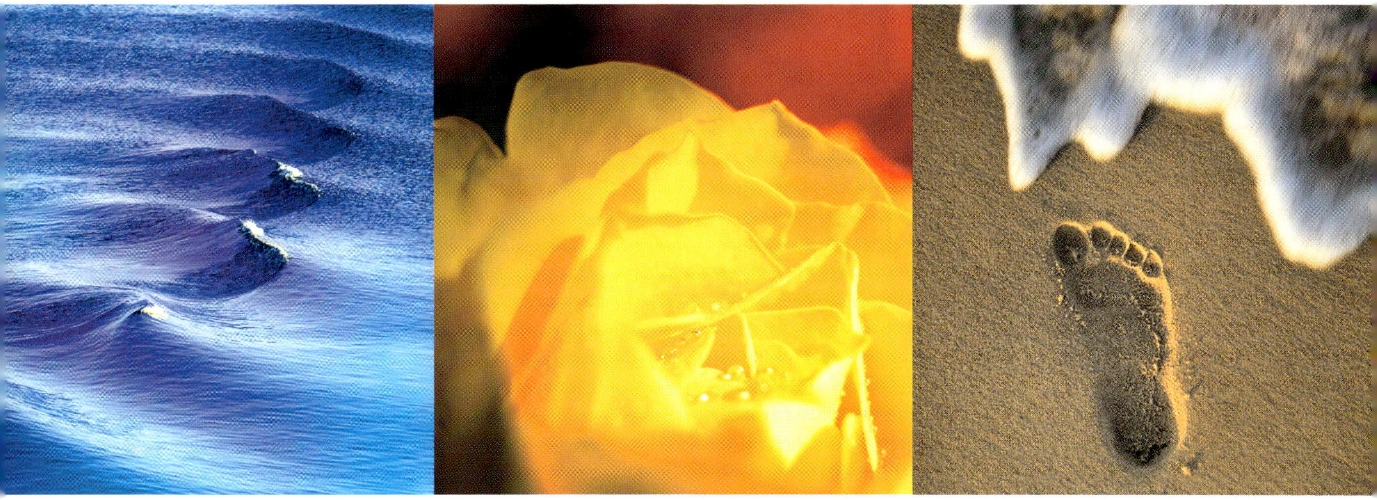

und Spiritualität

Lebensfreude

Positive Stimmungen umsetzen

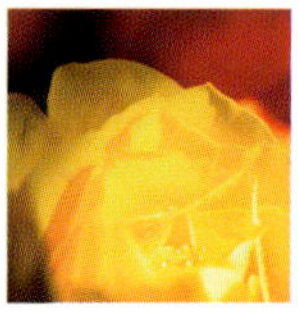

Ist die Stimmung gut, wird oft mit ganz anderen Farben gemalt als bei schlechter Laune. Meist nimmt man an solchen Tagen warme Farben, die leuchten; die Sinnlichkeit, Leidenschaft, Optimismus und Lebensfreude ausstrahlen. Haben Sie schon einmal versucht Ihre Lebensfreude in Farbe auf die Leinwand zu bannen? Nur fröhliche Farben zu nehmen, die Ihnen immer, wenn Sie das Bild ansehen, gute Laune schenken?

Visualisierung

Schließen Sie die Augen, setzen Sie sich entspannt hin und atmen Sie ein paar Mal tief durch. Lassen Sie vor Ihrem geistigen Auge folgendes Bild entstehen: Sie selbst sind ein pulsierender Wirbel, der aus farbigem Licht besteht. Sie sind ein schillernder Regenbogen; das Licht bricht sich in all Ihren Bewegungen und ein elektrisierender Lichtstrahl gibt Ihnen die spirituelle Kraft, ein wunderschönes leuchtendes Bild zu malen. Öffnen Sie die Augen und malen Sie das Bild, das in Ihnen entstanden ist.

Material:

Keilrahmen, 40 x 50 cm

Marabu-StudioAcrylfarben in

• Primärgelb • Kadmiumgelb hell

• Fleischfarbe • Kadmiumgelb dkl.

• Kadmiumorange • Kadmiumrot hell

• Kadmiumrot dkl. • Titanweiß

• Eisenoxidschwarz

Synthetikhaarpinsel, flach, Größe 12, 16

2 Wassergläser, Palette, Mallappen

wasserlöslicher Farbstift in Orange

Wellness
Malübung

Malen Sie in Ihr Wellness-Malbuch ein ebenso fröhliches Bild. In Ihrem Büchlein können Sie sich dieses strahlende Gute-Laune-Bild auch unterwegs – z.B. auf Reisen und sogar vor Prüfungen – ansehen und so Ängste loswerden und sich stimulieren.

So einfach geht's

Wenn Sie das Bild unten nachmalen wollen, nehmen Sie den wasserlöslichen Farbstift und zeichnen Sie ganz spontan Linien und Flächen auf den Keilrahmen. Malen Sie die Flächen anschließend mit Primärgelb, Fleischfarbe, Kadmiumorange und Kadmiumrot dkl. aus. Damit das Bild etwas Schatten erhält, mischen Sie auf der Palette ein wenig Schwarz mit Kadmiumrot dkl., um die kadmiumroten Flächen damit zu schattieren. Die fleischfarbenen Flächen mit einer Mischung aus Kadmiumrot dkl. und Titanweiß beleben. Die primärgelben Flächen mit den Farben Kadmiumgelb, Kadmiumgelb dkl., Kadmiumorange beleben. Die kadmiumorangen Flächen mit den Farben Kadmiumrot hell, Kadmiumrot dkl. und Fleischfarbe betonen. Zum Schluss ziehen Sie die Linien noch einmal nach und setzen Lichtreflexe in Titanweiß.

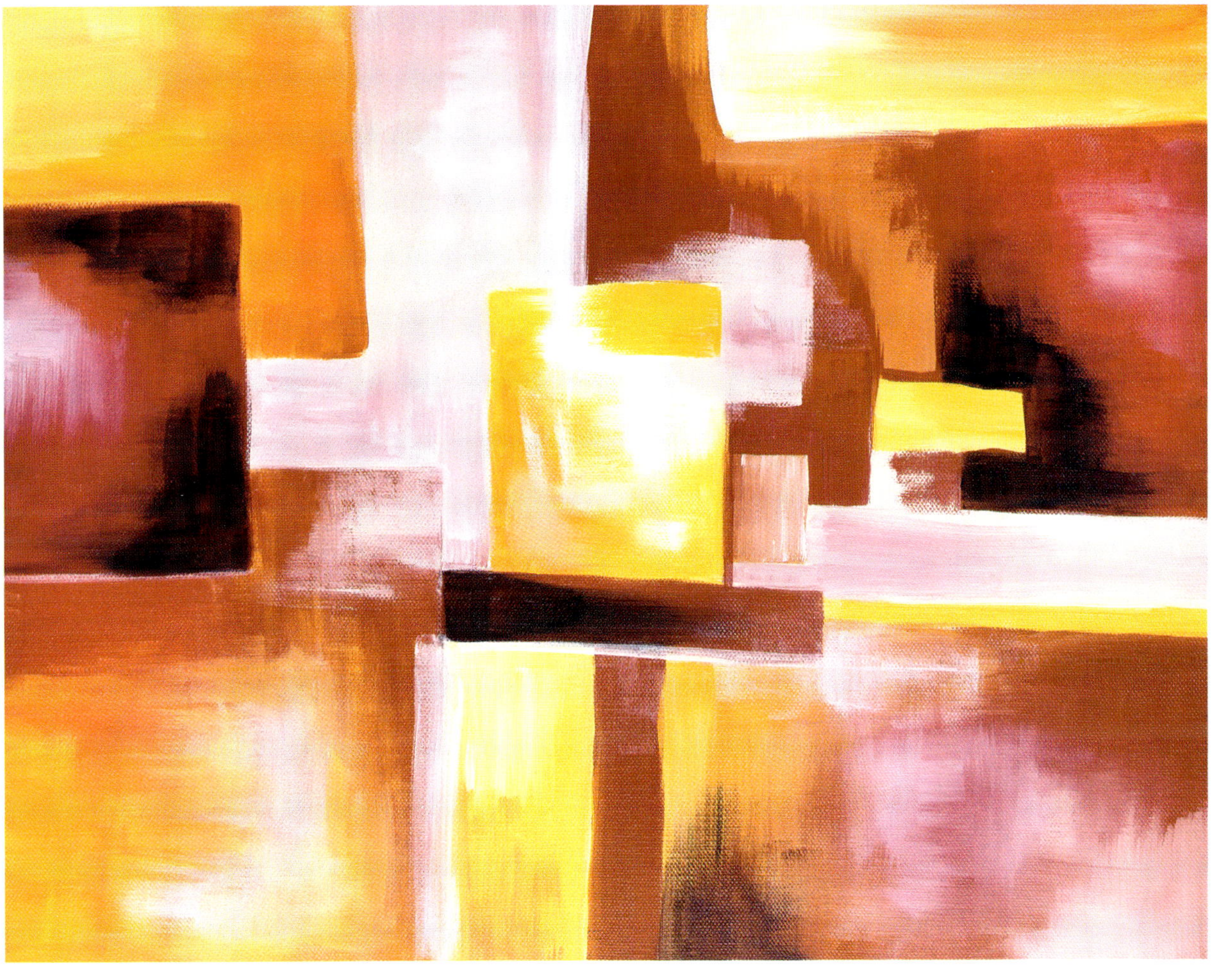

Wirkung

Betrachten Sie Ihr Bild: Wie wirkt es auf Sie? Haben Sie ein Bild gemalt, das diese wunderbare Stimmung ausdrückt, so können Sie sich, wenn Sie einmal Sorgen und Ängste plagen, immer wieder in diese Stimmung hineinversetzen, indem Sie Ihr Werk in Ruhe betrachten. Lassen Sie sich einfach ein paar Minuten in die Farben und Formen hineinsinken und Sie werden sich danach entspannt und erfrischt fühlen. Vielleicht können Sie Ihre Probleme sogar in einem anderen, positiven Licht sehen.

Negative Momente

Schlechte Laune einfach wegmalen!

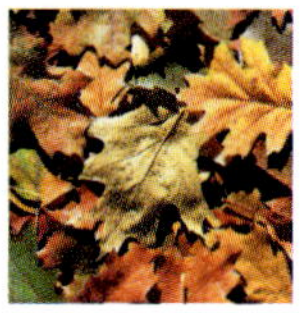

Manchmal kann es im Alltag hektisch und stressig zugehen oder Ihr inneres Gleichgewicht gerät durch unvorhergesehene Ereignisse aus dem Lot. Gute Laune ade! Ihre Stimmung ist gedämpft; Ihnen wird ganz schwer ums Herz. Die Farben, die Sie in einer solchen Situation verwenden, sind eher dunkel und stumpf; sie wirken finster, melancholisch, bestenfalls zurückhaltend. In diesen Momenten kann Malen sehr heilsam wirken, es wird Sie Ihre schlechte Stimmung vergessen lassen.

Material:

Keilrahmen, 50 x 50 cm

Marabu-StudioAcrylfarben in

- Kadmiumgelb dkl. • Kadmiumrot dkl.
- Cyan • Lichter Ocker
- Siena gebrannt • Vandyckbraun
- Titanweiß • Eisenoxidschwarz

Synthetikhaarpinsel, flach, Größe 12, 16

2 Wassergläser, Palette, Mallappen

wasserlöslicher Farbstift in Rot

Musik:

zum Träumen und Entspannen

Visualisierung

Fühlen Sie sich traurig und melancholisch, dann setzen Sie sich entspannt hin, atmen Sie tief und ruhig ein und aus. Sind Sie etwas ruhiger geworden, so schließen Sie die Augen und lassen den Tag noch einmal Revue passieren. Beginnen Sie mit dem Aufstehen und lassen Sie auch die unangenehmen Situationen noch einmal vor Ihrem geistigen Auge ablaufen. Fragen Sie sich: Was genau hat in diesem Moment bei mir Stress verursacht? Hatte ich zu wenig Zeit, habe ich mich selbst unter Druck gesetzt? Öffnen Sie Ihre Augen und fangen Sie Ihre Stimmung und die Situation in einem Bild ein.

Wellness
Malübung

Wenn Sie an einem düsteren Tag nur wenig Zeit haben, empfehle ich Ihnen: Gönnen Sie sich fünf Minuten, malen Sie mit Farbstiften ein Bild in Ihr Wellness-Malbuch und schreiben Sie sich den Frust einfach von der Seele.

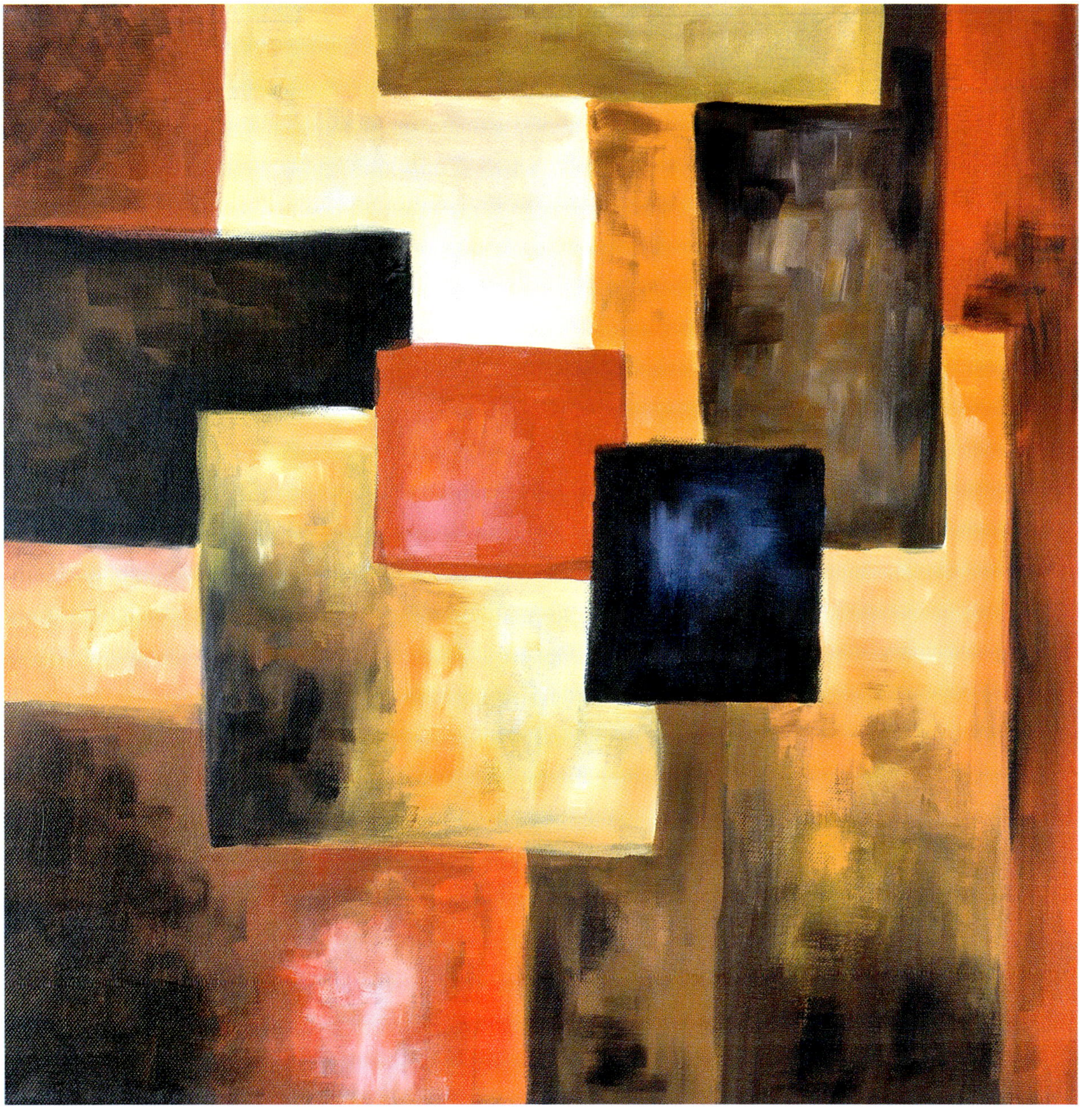

So einfach geht's

Wenn Sie das Bild oben malen wollen, zeichnen Sie mit dem wasserlöslichen Farbstift Rechtecke und Quadrate auf den Keilrahmen. Malen Sie die Flächen mit Kadmiumgelb dkl., Lichter Ocker, Kadmiumrot dkl., Vandyckbraun, Eisenoxidschwarz und Siena gebrannt aus. Danach betonen Sie mit Siena gebrannt die kadmiumroten Flächen. Die Schattenbereiche legen Sie mit Vandyckbraun und Eisenoxidschwarz an und zum Aufhellen verwenden Sie Titanweiß, Cyan und Kadmiumgelb dkl.

Wirkung

Wenn Sie Ihr Werk beendet haben, schauen Sie es sich noch einmal in Ruhe an: Wie wirkt es auf Sie? Ist der Frust des Tages verschwunden?

Obwohl Sie eher trübe Farben verwendet haben, fühlen Sie sich wahrscheinlich wohl und entspannt, denn Sie haben Ihre schlechte Laune zwar akzeptiert, aber sich ihr nicht hingegeben. Malen hilft Ihnen auch, Abstand zu gewinnen und Situationen und Schwierigkeiten besser einzuschätzen.

Farben riechen

Die stimulierende Kraft der Düfte

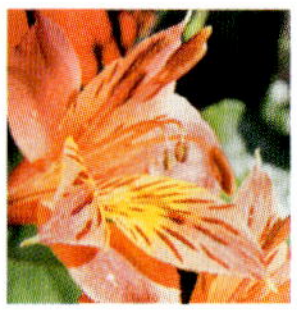

Düfte und ätherische Öle finden schon seit langer Zeit in der Aromatherapie Anwendung. Alles, was wir mit unseren Sinnen wahrnehmen, beeinflusst unseren Körper und damit unser Wohlbefinden. So wirken Gerüche auf unsere Stimmungen; sie können Erinnerungen wecken, uns vor Situationen warnen ... Unser Geruchssinn spielt nach neuesten wissenschaftlichen Erkenntnissen die Hauptrolle bei der Partnerwahl! Er erzeugt die stärksten Bilder und Gefühle. Der Duft einer Blüte oder einer Frucht kann sofort das Bild einer bestimmten Person, Situation oder eines Ortes in uns entstehen lassen.

Material:

Aquarellblock, 300g/m², ca. 40 x 60 cm

Schmincke Aquarellfarben in

• Zitronengelb • Kadmiumgelb hell

• Chromgelb dkl. • Chromorange

• Kadmiumrot hell • Dunkelrot

• Indigo • Ultramarin feinst

• Maigrün • Kobaltgrün tief

Marderhaarpinsel, rund, Größe 5, 12

2 Wassergläser, Mallappen

wasserlöslicher Farbstift in Gelb

Visualisierung

Helfen Sie Ihrer Vorstellungskraft hier durch ätherische Öle oder Räucherstäbchen Ihrer Wahl auf die Sprünge. Zum Entspannen eignen sich z.B. Lavendel, Orange und Sandelholz. Setzen Sie sich bequem hin und schließen Sie die Augen. Konzentrieren Sie sich ganz auf Ihre Nase; lassen Sie Ihren Atem fließen und spüren Sie ihm bewusst nach. Nehmen Sie den angenehmen wohligen Duft, der Sie umgibt, in sich auf. Er beflügelt Ihre Fantasie und Sie fühlen sich vollkommen frei und entspannt. Welche inneren Bilder, welche Farben und Formen tauchen in Ihnen auf? Öffnen Sie die Augen und halten Sie all das in einem Aquarellbild mit Farben und in Formen Ihrer Wahl fest.

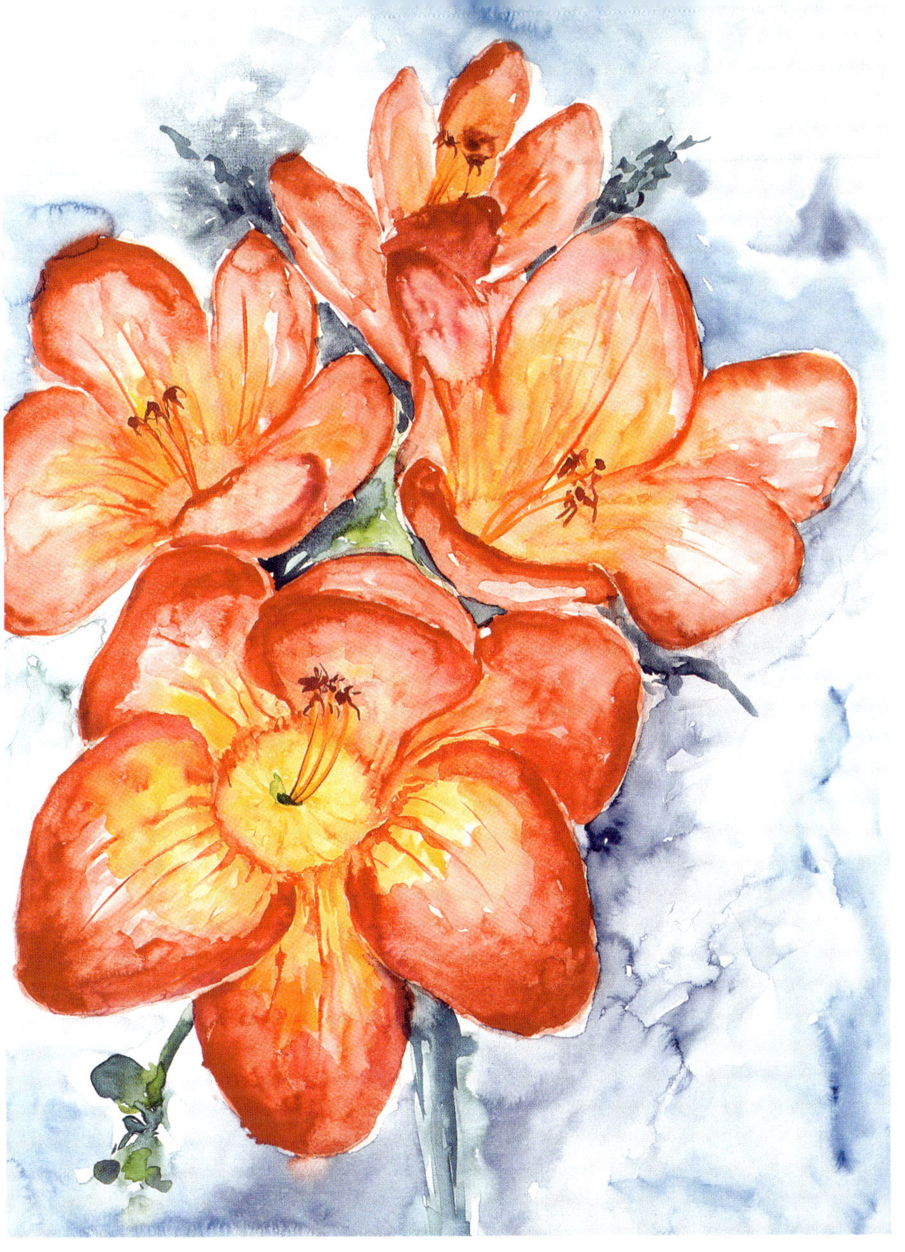

Wellness
Malübung

Malen Sie zu unterschiedlichen Düften jeweils ein Bild in Ihr Wellness-Malbuch. Und schreiben Sie auf, welche Gefühle und Emotionen die einzelnen Duftöle bei Ihnen ausgelöst haben.

So einfach geht's

Wollen Sie das Bild oben nachmalen, zeichnen Sie das Motiv mit dem wasserlöslichen Farbstift auf. Anschließend beginnen Sie mit Zitronengelb und Kadmiumgelb hell die Blütenmitte zu gestalten. Die Blütenblätter legen Sie in Chromgelb dkl., Chromorange und Kadmiumrot hell an. Nach dem Trocknen vertiefen Sie den Farbton der Blätter mit Dunkelrot und Chromorange. Nehmen Sie zu Anfang eher weniger Farbe und gestalten Sie erst beim zweiten Farbauftrag manche Stellen intensiver. Die späteren Lichtpunkte dabei aussparen. Knospe und Blätter links unten (bei der großen Freesienblüte) in Maigrün und Kobaltgrün anlegen. Diese beiden Farben können Sie auch mischen. Den Hindergrund malen Sie in Indigo und Ultramarin sehr nass; lassen Sie dabei die beiden Farben ineinander fließen. Zum Schluss malen Sie die Blütenstempel in Maigrün, Chromorange und Dunkelrot auf.

Wirkung

Betrachten Sie Ihr Werk noch einmal in Ruhe: Wie wirkt es auf Sie? Dieses entspannte Duftmalen beruhigt das Nervensystem, lindert Stress, aber auch emotionale Probleme. Außerdem bringt diese Art zu malen Körper, Geist und Seele wieder in ein gesundes Gleichgewicht.

Traumwelten

Was uns Farben sagen wollen

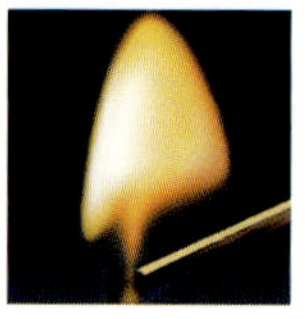

Viele Menschen, die Farben im wachen Zustand intensiv wahrnehmen, träumen auch farbig. Andere, die Farben für gewöhnlich nicht so bewusst wahrnehmen, träumen meist in Schwarz-Weiß. Legen Sie Ihr Wellness-Malbuch abends neben das Bett. Versuchen Sie gleich nach dem Aufwachen aufzuschreiben, was und in welchen Farben Sie geträumt haben. Denn Träume, in denen bestimmte Farben dominieren, können auch als Symbol verstanden werden. Sie geben Ihnen vielleicht einen Hinweis. Lassen Sie uns zuerst Träume in warmen Farben malen.

Material:

Keilrahmen, 50 x 60 cm

Marabu-StudioAcrylfarben in

- Primärgelb
- Kadmiumgelb hell
- Fleischfarbe
- Kadmiumgelb dkl.
- Kadmiumorange
- Kadmiumrot hell
- Kadmiumrot dkl.
- Lichter Ocker
- Vandyckbraun
- Titanweiß
- Eisenoxidschwarz

Synthetikhaarpinsel, flach, Größe 12, 16

2 Wassergläser, Palette, Mallappen

Marabu-Trocknungsverzögerer

wasserlöslicher Farbstift in Orange

Visualisierung

Setzen Sie sich entspannt hin. Versuchen Sie sich an einen Traum mit warmen Farben zu erinnern oder nehmen Sie Ihre Traum-Notizen zur Hand und lesen Sie noch einmal durch, was Sie aufgeschrieben haben. Gehen Sie dabei ganz in Ihren Traum hinein. Schließen Sie die Augen und lassen Sie ihn vor Ihrem geistigen Auge wieder lebendig werden. Achten Sie auf Kleinigkeiten: Welche Farben hat Ihre Kleidung? Von welchem Blickwinkel aus betrachten Sie das Geschehen? Wo befinden Sie sich?
Wenn alles lebendig und farbig geworden ist, öffnen Sie die Augen und malen in Ihren Farben.

Wellness
Malübung

Nehmen Sie sich vor,
sich an Ihre Träume zu erinnern,
dann haben Sie immer genug
„Stoff", um ein Bild zu malen.

So einfach geht's

Wenn Sie das Bild unten nachmalen wollen, gehen Sie wie folgt vor: Legen Sie mit dem wasserlöslichen Farbstift die Schwünge und Farbabgrenzungen an. Damit die Farben nicht so schnell trocknen und Sie schöne Farbübergänge erzielen können, geben Sie etwas Marabu-Trocknungsverzögerer in die Farben. Beginnen Sie in der Mitte mit Eisenoxidschwarz. In das feuchte Schwarz mit Kadmiumrot dkl. und Titanweiß malen. Anschließend Kadmiumrot hell und Fleischfarbe nehmen. Beim Malen den Pinsel nicht absetzen; ziehen Sie ihn bis zum Ende der Farblinie oder bis zum Keilrahmenrand durch, sonst entstehen Farbunregelmäßigkeiten. Verwenden Sie alle warmen Farben, die Ihnen gefallen (siehe Materialliste) Zum Aufhellen bringen Sie Titanweiß auf die bereits gemalte Fläche auf.

Wirkung

Vertiefen Sie sich anschließend in Ihr fertiges Bild: Wie wirkt es auf Sie? Sind Rottöne in Ihrem Traum dominant, sollten Sie Ihre Energie nutzbringend einsetzen. Gelb- und Orangetöne sind Farben, die positiv wirken; die Sie ermutigen, Ziele zu verfolgen. Weiß steht für Neuanfang, Schwarz für unterdrückte Gefühle.

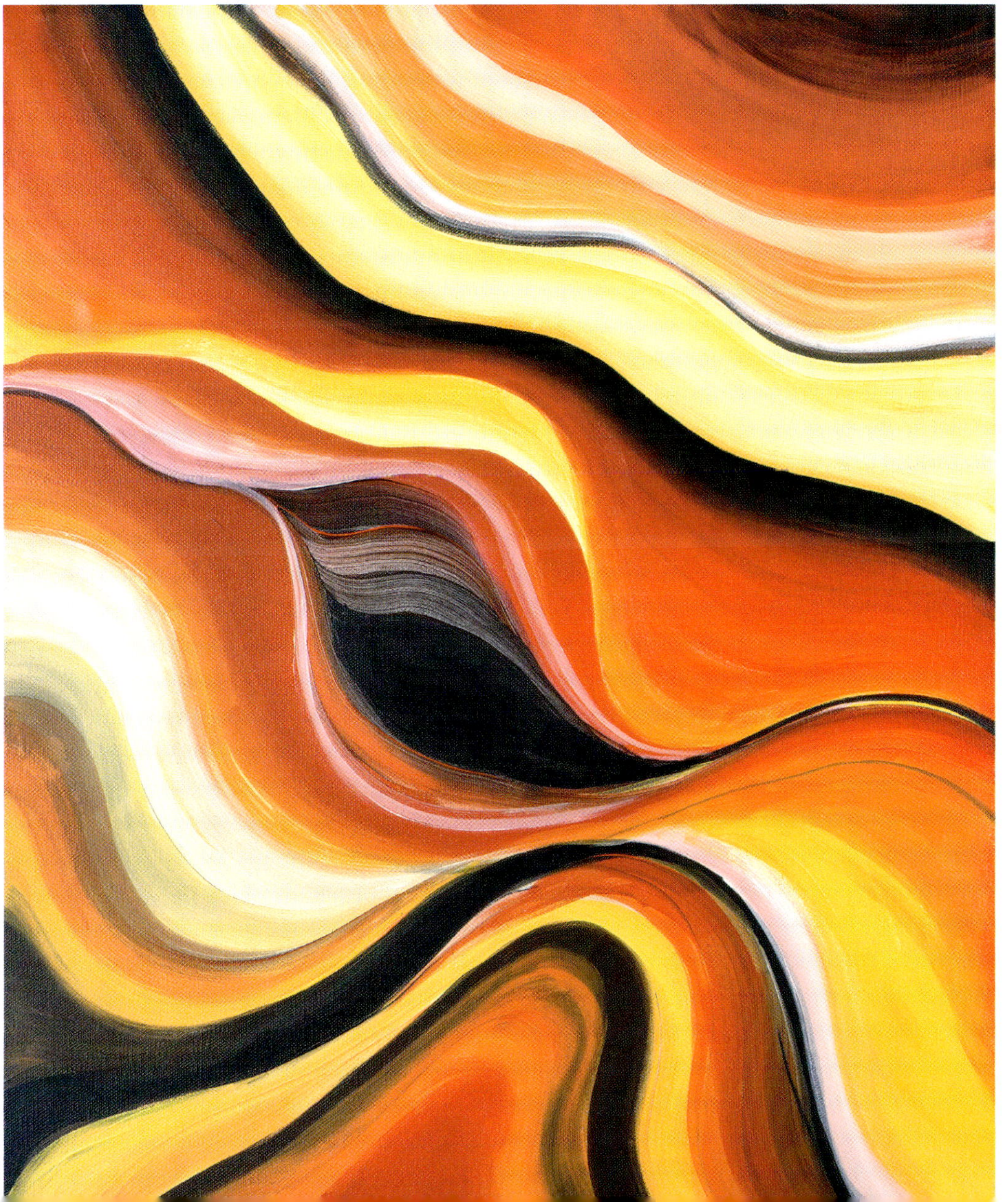

Kreatives Schlafen

Entdecken Sie traumhafte Farben

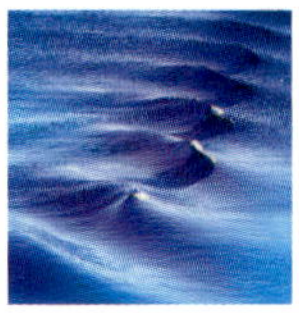

Sich an Träume zu erinnern fällt den meisten von uns nicht leicht. Leider ist es nur selten so, dass man aus einem interessanten Traum erwacht und sofort zu Malbuch und Stift greifen kann. Darum: Schulen Sie Ihre Fähigkeit, sich an Träume zu erinnern. Sagen Sie kurz vor dem Einschlafen mehrmals zu sich selbst: „Ich werde mich an diesen Traum erinnern, wenn ich aufwache", und seien Sie davon überzeugt, dass es so sein wird. Um Träume zu deuten gibt es allerdings kein Rezept: Träume sind Botschaften Ihrer Seele. Niemand kann Ihnen sagen, was Ihre Träume wirklich bedeuten, also: Finden Sie es selbst heraus. Auch hierbei kann das Malen Sie unterstützen. Lassen Sie uns nun Träume in kalten Farben malen.

Material:

Keilrahmen, 50 x 50 cm

Marabu-StudioAcrylfarben in

• Permanentviolett • Cyan • Coelinblau

• Ultramarin • Pariserblau • Türkis

• Titanweiß • Eisenoxidschwarz

Synthetikhaarpinsel, flach, Größe 12, 16

2 Wassergläser, Palette, Mallappen

Marabu-Trocknungsverzögerer

wasserlöslicher Farbstift in Blau

Visualisierung

Nehmen Sie sich einen Augenblick Zeit, setzen Sie sich entspannt auf einen Stuhl, schließen Sie Ihre Augen und lassen Sie Ihren Traum wieder vor Ihrem geistigen Auge ablaufen. Fragen Sie sich: Welche Personen sind am Geschehen beteiligt? Wo spielt es sich ab? Welche Farben sind dominant? ... Öffnen Sie Ihre Augen und bringen Sie spontan Ihre Farbtöne auf die Leinwand.

So einfach geht's

Geben Sie Ihre Farben auf die Palette und mischen Sie etwas Trocknungsverzögerer hinein. Mit dem wasserlöslichen Farbstift können Sie die Flächen und Linien anlegen. Ziehen Sie den Pinsel, wenn Sie eine Linie malen, ohne abzusetzen durch, so erhalten Sie weiche fließende Farbabstufungen. Wollen Sie Spannung ins Bild bringen, sollten Sie auf den Hell-dunkel-Kontrast achten. Wenn Sie das Bild unten nachmalen wollen, gehen Sie wie folgt vor: Beginnen Sie mit den titanweißen Flächen und legen Sie diese zügig an. Geben Sie einen Hauch Türkis in das feuchte Weiß, danach verwenden Sie immer mehr die reine Farbe. Die anderen Flächen sind ebenso gestaltet: mit der helleren Farbe beginnen und durch die dunklere Farbe immer intensiver werden lassen. Erst ganz zum Schluss arbeiten Sie mit den dunklen Farben wie Permanentviolett, Ultramarin, Pariserblau und Eisenoxidschwarz. Diese Farben werden teilweise sogar über die helleren Töne gelegt.

Wirkung

Betrachten Sie Ihr Werk: Wie wirkt es auf Sie? Ist Ihr Gemälde eher in einem dunklen Blau gehalten, hegen Sie vielleicht nostalgische Gefühle und vermissen Romantik. Ein helleres Blau mag auf ein aufregendes neues Projekt hindeuten.

Wellness Malübung

Schreiben Sie Ihre Träume auf oder skizzieren Sie sie in Ihr Wellness-Malbuch.

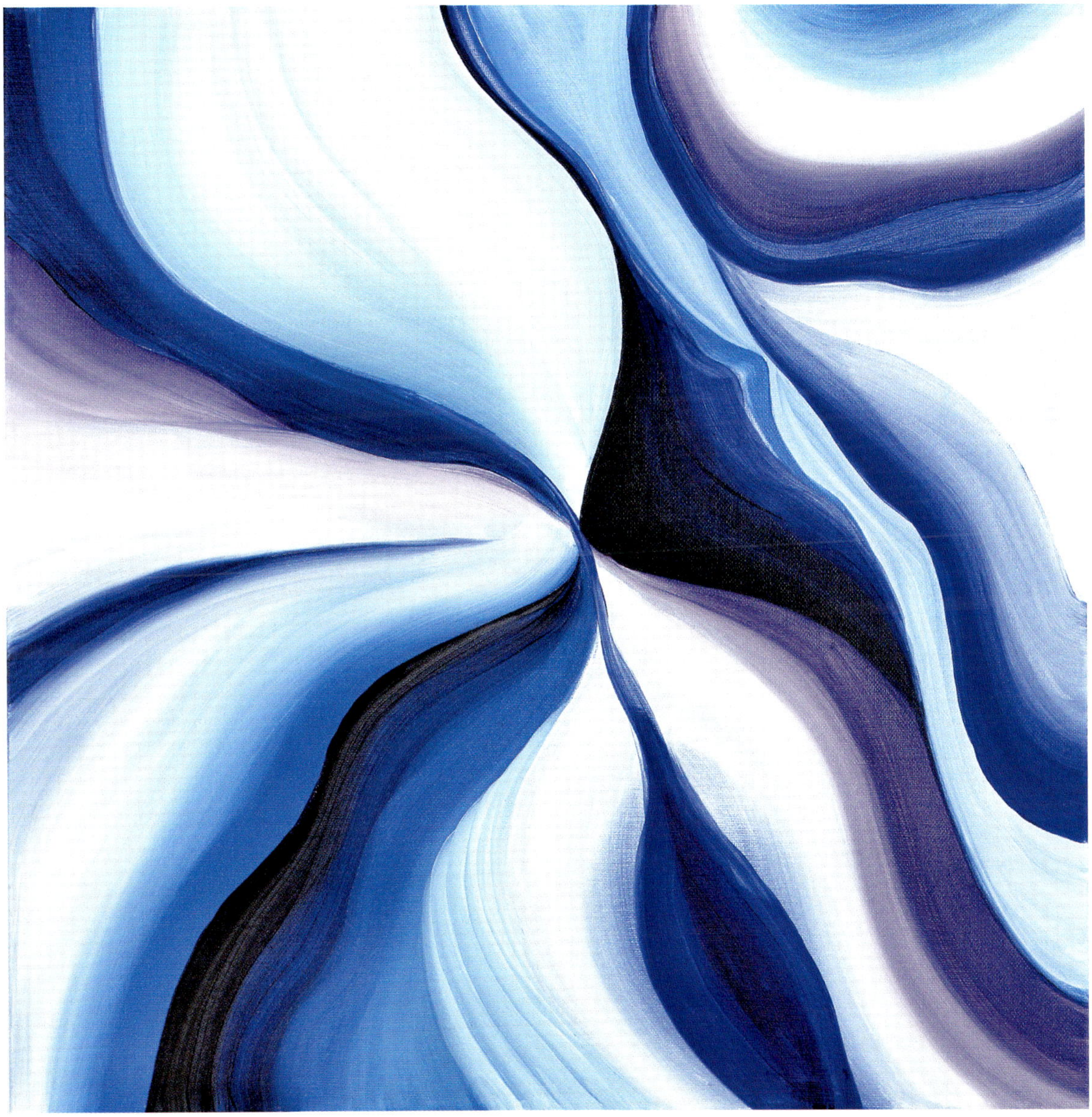

Traumlandschaften

Träume werden wahr ...

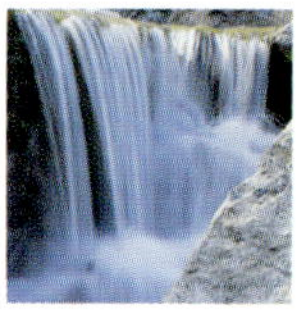

Steht in Ihrem Traum eine Landschaft, eine Szene oder ein Gegenstand im Vordergrund, so mag dies einen bestimmten Aspekt aus Ihrem Leben symbolisieren. Halten Sie einen solchen Traum gleich nach dem Aufwachen fest: Greifen Sie zu Ihrem Wellness-Malbuch. Je genauer Sie das Erlebte und Gesehene skizzieren und aufschreiben, desto besser können Sie Ihren Traum nachher deuten.

Material:

Keilrahmen, 50 x 70 cm

Marabu-StudioAcrylfarben

• Cyan • Coelinblau • Pariserblau

• Türkis • Chromgrün hell

• Chromoxidgrün feurig

• Chromoxidgrün stumpf

• Lichter Ocker • Siena gebrannt

• Vandyckbraun • Titanweiß

• Eisenoxidschwarz

Synthetikhaarpinsel, flach,

Größe 12, 16 und 24

2 Wassergläser, Palette, Mallappen

wasserlöslicher Farbstift in Blau

Visualisierung

Nehmen Sie sich einen Augenblick Zeit. Setzen Sie sich entspannt hin, schließen Sie die Augen und konzentrieren Sie sich auf Ihren Traum. Lassen Sie alle positiven und alle negativen Bilder, Gedanken und Gefühle zu. Schauen Sie genau hin: Wo befinden Sie sich? Gehen Sie eine Straße entlang oder laufen Sie über eine Wiese? Sehen Sie einen Wasserfall? Vielleicht einen See? Lassen Sie die Szene noch einmal genau vor Ihrem inneren Auge erscheinen.

Öffnen Sie die Augen und bringen Sie das Gesehene auf die Leinwand. Zeichnen Sie Ihr „Taum-Bild" mit einem wasserlöslichen Farbstift auf den Keilrahmen und malen Sie anschließend mit Ihren Traum-Farben.

Wellness
Malübung

Fertigen Sie mehrere kleine Skizzen von Ihrem Traum in Ihrem Wellness-Malbuch an, bevor Sie ihn auf die Leinwand bringen.

So einfach geht's

Möchten Sie das Bild unten nacharbeiten, zeichnen Sie zuerst die Horizontlinie ein und danach die Felsen rechts und links. Malen Sie mit Titanweiß einen Kreis über die Horizontlinie, dann den Farbverlauf für den Himmel bis zum Keilrahmenrand mit den Farben Titanweiß, Coelinblau, Cyan und Pariserblau. Nun die Felsen in Vandyckbraun, Siena gebrannt, Lichter Ocker und Eisenoxidschwarz gestalten. Moos mit Chromoxidgrün stumpf und feurig auftupfen. Trocknen lassen und Wasser und Wasserfall in den Farben Pariserblau, Türkis, Coelinblau und Titanweiß malen. Zum Schluss verwenden Sie Vandyckbraun und Titanweiß für den Baumstamm. Das Blattwerk gestalten Sie in Chromoxidgrün stumpf und feurig und hellen es mit Chromgrün hell auf.

Wirkung

Sehen Sie sich Ihr Bild noch einmal an: Wie wirkt es auf Sie? Träume zu malen unterstützt das Selbstvertrauen und bringt Ihnen die Botschaften Ihrer Seele auf einer tieferen Ebene näher.

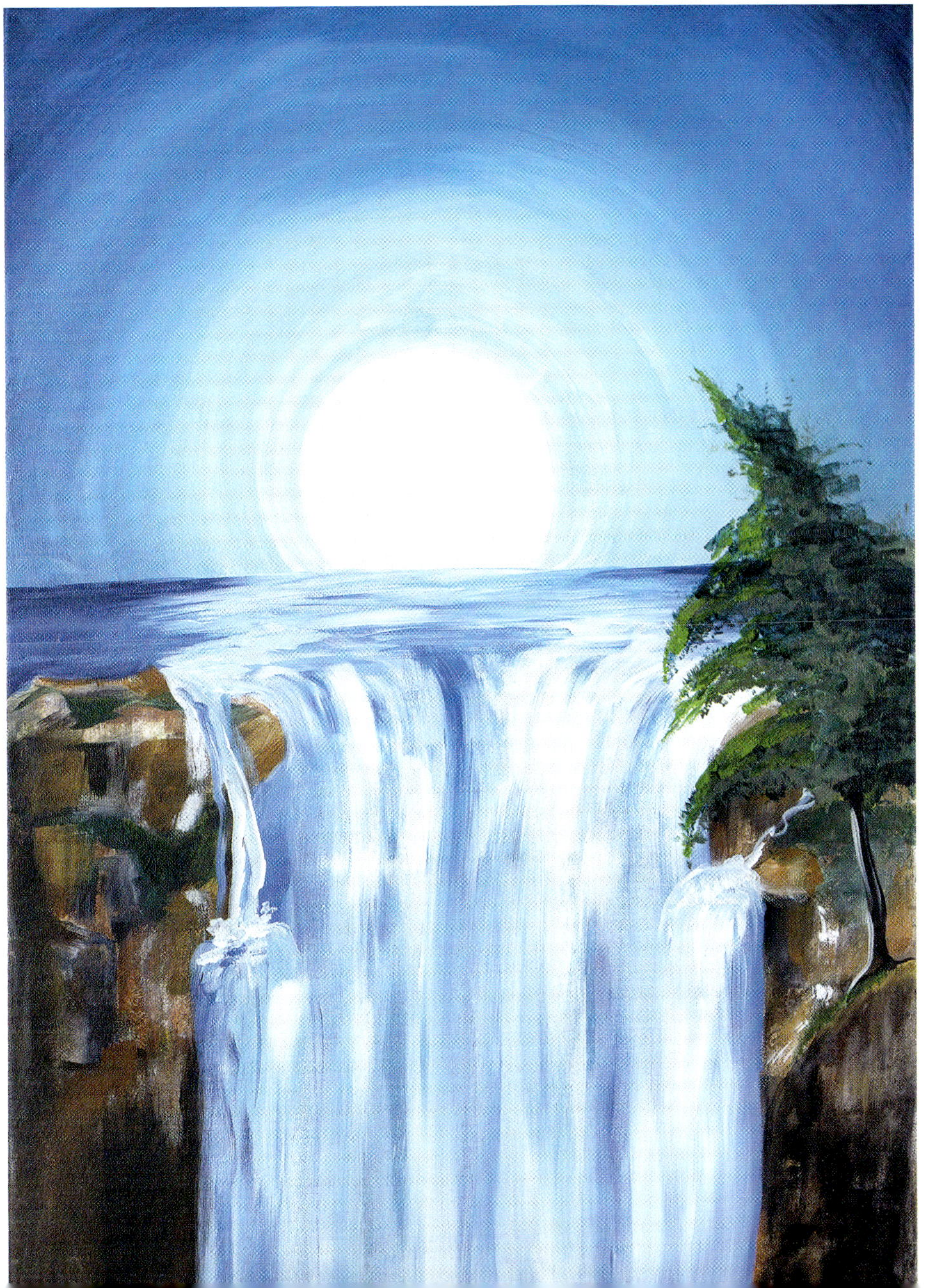

Erinnerungen

Unangenehmes bewältigen

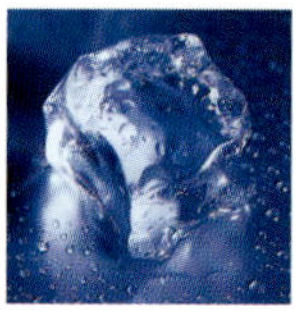

Fast jeder Mensch hat unangenehme Erinnerungen, über die er nur wenig oder gar nicht spricht. Oft handelt es sich um Geschehnisse, die lange zurückliegen und emotionale Verletzungen hinterlassen haben. Setzt man sich nicht mit diesen Dingen auseinander, trauert man nicht, so werden sie nicht verarbeitet und beeinflussen unser Seelenleben weiter. Es lohnt sich also, diese Erinnerungen aufzuarbeiten, über das Schmerzhafte zu trauern ... es z.B. in Bildern zu verarbeiten.

Visualisierung

Setzen Sie sich entspannt hin und schließen Sie die Augen. (Machen Sie die Atemübung von Seite 13 an dieser Stelle noch nicht.) Rufen Sie sich eine besonders beängstigende Situation in Erinnerung. (Das kann beispielsweise ein einsamer nächtlicher Spaziergang in einer fremden Stadt gewesen sein oder, wenn Sie eine Phobie haben, vielleicht die Angst, die Sie gespürt haben, als Sie letzte Woche diese entsetzlich große Spinne über Ihrem Bett sitzen sahen.) Stellen Sie sich diese Szene deutlich vor: Welche Gerüche haben Sie wahrgenommen? Was haben Sie gehört, gesehen, gefühlt? Haben Sie etwas geschmeckt? Beobachten Sie, was in Ihnen vor sich geht, ohne es zu beurteilen oder verändern zu wollen. Diese Art des neutralen Beobachtens führt dazu, dass Ihr Geist sich beruhigt. Machen Sie nun die Atemübung von Seite 13. Öffnen Sie danach die Augen und bringen Sie das Erlebte auf die Leinwand.

Material:

Keilrahmen, 50 x 60 cm

Marabu-StudioAcrylfarben in

• Ultramarin • Lichter Ocker

• Siena gebrannt • Vandyckbraun

• Titanweiß • Eisenoxidschwarz

Synthetikhaarpinsel, flach, Größe 24

2 Wassergläser, Palette, Mallappen

So einfach geht's

Legen Sie Ihr Bild in Ihren Farben an. Malen Sie spontan und frei drauflos, ohne darüber nachzudenken, was genau Sie tun. Konzentrieren Sie sich nur auf die Farben und das Bild, das Sie gerade malen. Legen Sie negative Gefühle in dunklen Farbtönen an. Hatte die Situation auch etwas Positives, so nehmen Sie einen helleren Farbton. Lassen Sie Ihre ganzen Empfindungen in das Bild hineinfließen.
Wollen Sie das Bild unten nachmalen, gehen Sie wie folgt vor: Zuerst den Hindergrund großflächig in Siena gebrannt und Vandyckbraun malen, etwas Lichter Ocker verwenden. Darauf in Eisenoxidschwarz, Ultramarin, Lichter Ocker und Titanweiß malen. Um das Bild im Farbton noch zu vertiefen und eine Oberflächenstruktur zu erzeugen, nehmen Sie Eisenoxidschwarz und Vandyckbraun. Die Figuren malen Sie in Ultramarin.

Wirkung

Sehen Sie sich Ihr fertiges Bild noch einmal an: Wie wirkt es auf Sie? Wenn Sie entspannt malen, lässt Ihr Stressgefühl nach; Angst kann sich auflösen und Probleme können sogar gelöst werden.

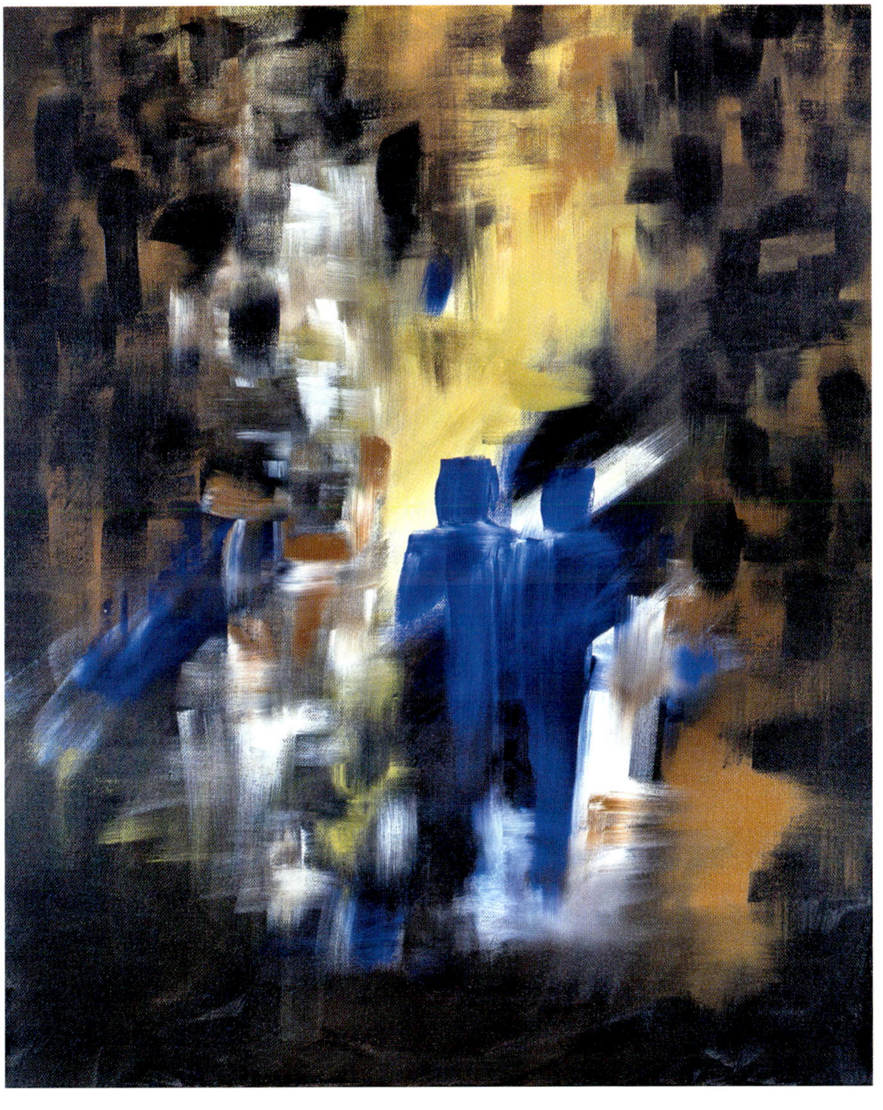

Wellness
Malübung

Ganz wichtig ist, dass Sie auch positive Dinge mit Ihren Ängsten in Verbindung bringen: Eine Schlange z.B. kann Angst auslösen, man kann aber auch ihre Schönheit bewundern. Malen Sie also die gleiche Erinnerung noch einmal mit positiven Aspekten in Ihr Wellness-Malbuch.

Glücksmomente

Schöne Erinnerungen festhalten

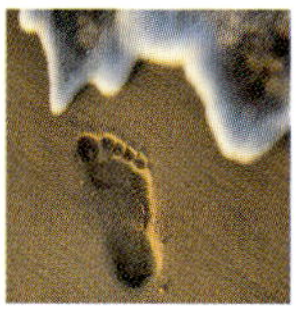

Glücksmomente sind ganz individuelle Erfahrungen und können durch sehr einfache Dinge oder Erlebnisse erzeugt werden: durch einen Gegenstand, eine Geste, eine bestimmte Situation oder den Anblick eines geliebten Menschen. Angenehme Erinnerungen beeinflussen Ihr körperliches und geistiges Wohlbefinden. Probieren Sie es aus: Bringen Sie einen Glücksmoment auf die Leinwand, an den Sie sich noch lebhaft erinnern können – einen Gegenstand, eine Blüte, einen Ort, eine Landschaft …

Material:

Keilrahmen, 40 x 80 cm

Marabu-StudioAcrylfarben in

• Kadmiumgelb hell • Kadmiumgelb dkl.

• Kadmiumorange • Kadmiumrot hell

• Kadmiumrot dkl. • Cyan • Ultramarin

• Pariserblau • Siena gebrannt

• Eisenoxidschwarz • Titanweiß

Synthetikhaarpinsel, flach,

Größe 16, 12; rund, Größe 5

2 Wassergläser, Palette, Mallappen

wasserlöslicher Farbstift in Gelb

Visualisierung

Setzen Sie sich entspannt hin, schließen Sie die Augen und erinnern Sie sich an eine Situation, in der Sie besonders glücklich waren. Lassen Sie diese Glücksgefühle immer größer werden und leuchten, bis Sie lachen, trällern, tanzen und am liebsten die ganze Welt umarmen möchten. Sehen Sie, wie in Ihrem Inneren ein helles weißblaues Licht leuchtet, das größer und größer wird, bis es schließlich weit über Ihren Körper hinausstrahlt.

Öffnen Sie die Augen und zeichnen Sie ganz spontan, an was Sie sich erinnern können. Drücken Sie Ihren glücklichen Zustand durch die entsprechenden Farben aus.

So einfach geht's

Wenn Sie dieses Bild nachmalen wollen, gehen Sie wie folgt vor: Skizzieren Sie das Paar mit dem wasserlöslichen Farbstift und legen Sie dann den Hintergrund in den Farben Kadmiumgelb hell, Kadmiumgelb dkl., Cyan, Kadmiumorange, darüber mit etwas Titanweiß an. Das Kleid in Kadmiumrot dkl. grundieren, mit Kadmiumrot hell und Kadmiumorange aufhellen – so erhält die Bildoberfläche eine feine Struktur. Den Anzug in Ultramarin ausmalen und mit Cyan und Pariserblau betonen. Für die Schattenbereiche verwenden Sie etwas Eisenoxidschwarz. Gesicht und Körper in Titanweiß, Cyan und Kadmiumgelb hell malen. Für die Haare Siena gebrannt, Kadmiumgelb und Kadmiumorange nehmen. Zum Schluss noch ein paar lockere Pinselstriche setzen.

Wirkung

Sehen Sie sich Ihr fertiges Bild noch einmal an: Wie wirkt es auf Sie?
Wann immer Sie traurig oder deprimiert sind, können Sie sich diesen außergewöhnlich glücklichen Moment wieder vor Augen führen – indem Sie dieses Bild betrachten. Es wird den Grauschleier von Ihrer Seele nehmen und danach wird es Ihnen besser gehen.

Wellness
Malübung

Halten Sie weitere Glücksmomente in Ihrem Wellness-Malbuch fest – entweder durch eine Skizze oder in Worten. Schreiben Sie auf, welche positiven Bilder und Gedanken Sie mit diesen Augenblicken verbinden.

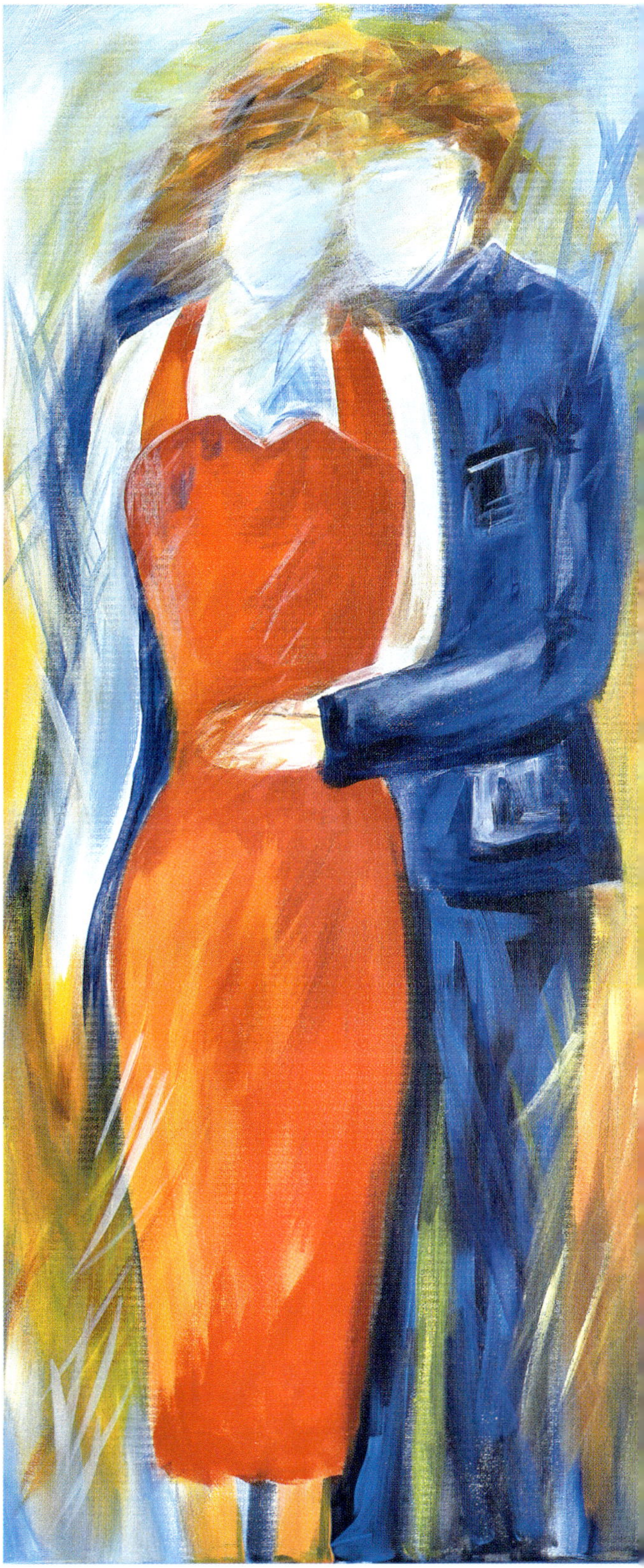

Wörter & Wirkung

Energie schöpfen

Material:

Keilrahmen, 50 x 70 cm

Marabu-StudioAcrylfarben in

• Primärgelb • Kadmiumgelb hell • Kadmiumgelb dkl. • Kadmiumorange • Cyan • Kadmiumrot hell • Kadmiumrot dkl. • Magenta • Permanentviolett • Ultramarin • Pariserblau • Chromgrün hell • Permanentgrün hell • Chromoxidgrün feurig • Lichter Ocker • Siena gebrannt • Titanweiß • Vandyckbraun • Eisenoxidschwarz

Synthetikhaarpinsel, flach, Größe 12, 16

2 Wassergläser, Palette, Mallappen

wasserlöslicher Farbstift in Gelb

Ölpastellkreide in Weiß

Musik:

leichte Hintergrundmusik

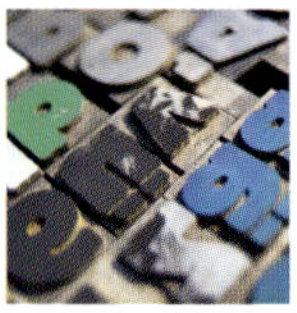

Wiederholen wir bestimmte Wörter oder Sätze viele Male, wirken sie heilsam auf unser Bewusstsein. OM ist eines der Wörter, die unseren Gemütszustand positiv beeinflussen, uns Ruhe und Gelassenheit schenken. Solche „heiligen" Wörter werden in vielen Religionen verwendet. Sie können aber auch einfach ein Wort, das Ihnen gut tut, im Rhythmus Ihres Atems und Herzschlages aussprechen. Probieren Sie eines aus, das in Ihnen nachschwingt und dabei bestimmte Bilder und Gedanken auslöst.

Visualisierung

Setzen Sie sich bequem auf einen Stuhl und schließen Sie die Augen. Beginnen Sie erst mit der Visualisierung, wenn Sie sich vollkommen ruhig und entspannt fühlen. Machen Sie auf jeden Fall die Atemübung von Seite 13. Wenn Sie bereit sind, sprechen Sie z.B. laut und langsam, fast „genussvoll" das Wort „Ruhe" aus, atmen Sie dabei einfach ganz normal weiter. Anschließend sagen Sie das Wort „Harmonie", dann „Freude" … „Energie" … „Vertrauen" … „Wohlbefinden" … und zum Schluss „Entspannung". (Sie können hier Wörter in Ihrer Muttersprache oder einer Fremdsprache verwenden. Wichtig ist, dass sie Ihnen etwas bedeuten.)
Wenn Sie fertig sind, öffnen Sie die Augen. Wie fühlen Sie sich? – Malen Sie einfach drauflos …

So einfach geht's

Wenn Sie das Bild unten nachmalen wollen, gehen Sie wie folgt vor: Zeichnen Sie mit dem Farbstift verschiedene Flächen auf die Leinwand. Anschließend malen Sie die Flächen mit Ultramarin, Eisenoxidschwarz, Permanentgrün hell, Kadmiumorange, Titanweiß, Kadmiumrot hell, Siena gebrannt, Permanentviolett und Kadmiumgelb hell aus. Mit dem jeweils helleren Farbton und mit Titanweiß aufhellen und mit dem jeweils dunkleren Farbton sowie Eisenoxidschwarz schattieren. Den Farbton der permanentvioletten Fläche mit Magenta und Titanweiß verändern. In das Eisenoxidschwarz etwas Titanweiß malen. Gut trocknen lassen. Mit Ölpastellkreide Wörter in die Felder schreiben, die bei Ihnen positive Empfindungen auslösen.

Wirkung

Wie wirkt Ihr fertiges Bild auf Sie? Welche Wörter haben Sie ausgewählt? Sprechen Sie die Wörter laut und „genussvoll" aus: Welche Empfindungen werden ausgelöst?
Diese positiven Gefühle sind heilsam für Ihre Seele; sie helfen Ihnen, Frieden und Ruhe zu finden.

Wellness
Malübung

Malen Sie jede Farbe einzeln in Ihr persönliches Wellness-Malbuch hinein und schreiben Sie positive Wörter auf, die Sie mit dieser Farbe in Verbindung bringen.

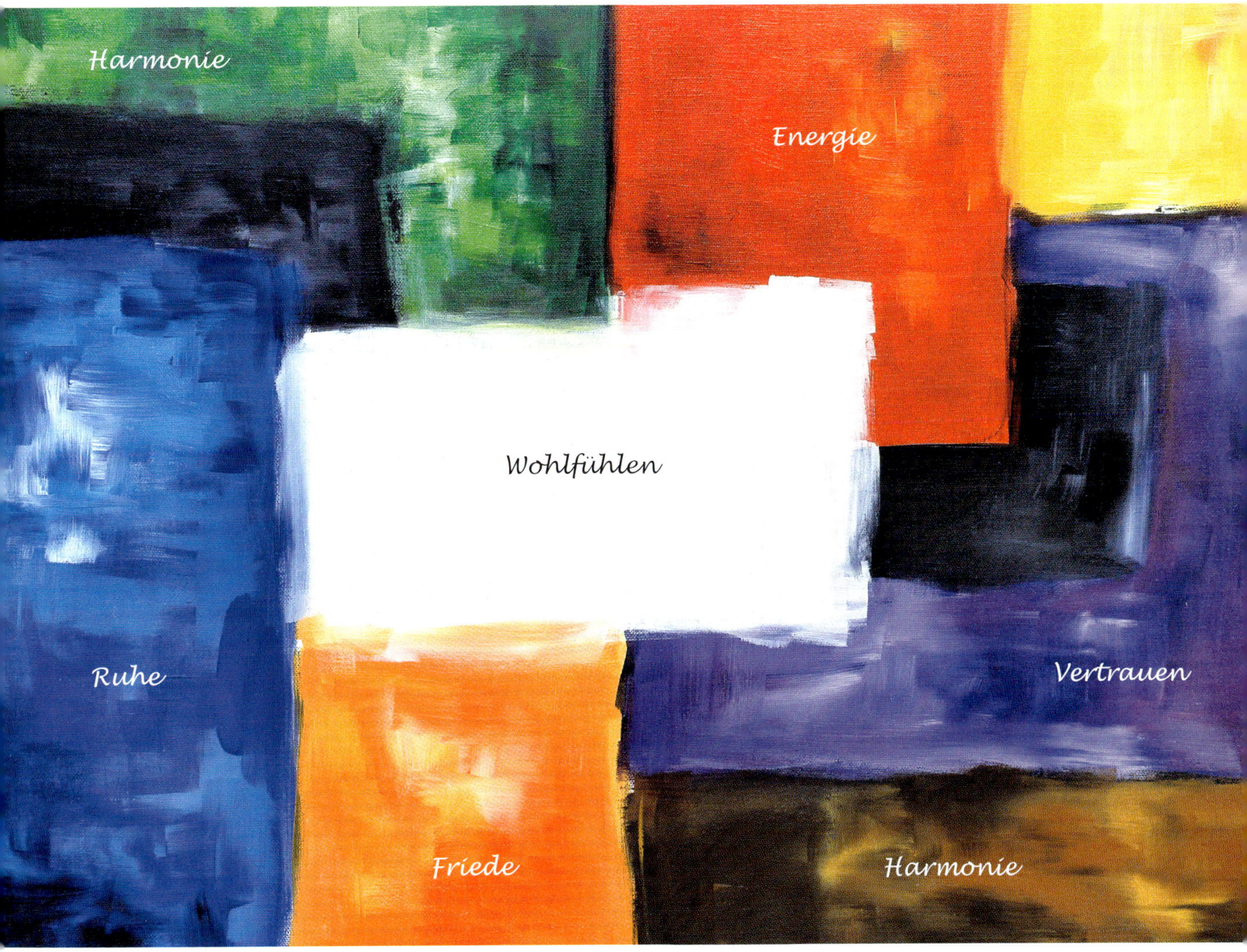

Muster & Zeichen

Entdecken Sie Ihre künstlerische Ader

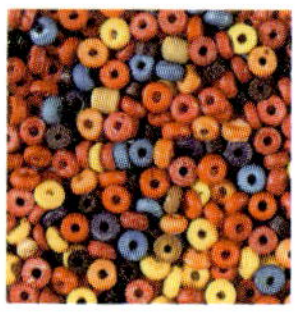

Die moderne Welt ist von schneller Veränderung, von Aktivität geprägt. Jeder möchte so viel wie möglich in kurzer Zeit oder am besten sogar gleichzeitig tun: Arbeiten, das Kind beschäftigen und nebenher vielleicht noch telefonieren. So entsteht natürlich Stress und viele versuchen das am Wochenende und im Urlaub auszugleichen. In diesen Zeiten will man dann „einfach mal die Beine hochlegen" und nichts tun. Meistens scheitern diese Vorsätze, denn der Geist kann nicht so schnell von „hektischer Aktivität" auf „Ruhe" umschalten. Ich empfehle Ihnen: Versuchen Sie, sich in solchen Phasen auf eine Sache zu konzentrieren. Zeichnen Sie Muster, das unterstützt Sie darin, sich auf eine Sache auszurichten.

Visualisierung

Versuchen Sie im Alltag mit Ihrer Aufmerksamkeit ganz bei dem zu sein, was Sie gerade tun. Betrachten Sie das Bild auf der rechten Seite, fragen Sie sich: Was genau tue ich gerade? Was fühle, was erlebe ich? Sie werden merken, dass Sie immer ruhiger werden. Schließen Sie die Augen und verweilen Sie in diesem entspannenden Zustand; lassen Sie sich nicht von Ihren Gedanken ablenken – nehmen Sie Ihre Gedanken einfach wahr und verfolgen Sie sie nicht weiter. Öffnen Sie die Augen und malen Sie los.

Material:

Keilrahmen, 50 x 50 cm

Marabu-StudioAcrylfarben in

- Primärgelb • Kadmiumgelb hell
- Kadmiumgelb dkl. • Kadmiumorange
- Kadmiumrot hell • Kadmiumrot dkl.
- Magenta • Cyan • Ultramarin
- Pariserblau • Türkis • Chromgrün hell
- Titanweiß • Eisenoxidschwarz

Synthetikhaarpinsel, flach, Größe 12, 16

2 Wassergläser, Palette, Mallappen

wasserlöslicher Farbstift in Weiß, Lineal

Wellness
Malübung

Entdecken Sie jeden Tag neue Muster und malen Sie diese in Ihr Wellness-Malbuch. Schreiben Sie auf, was die einzelnen Muster bei Ihnen bewirken.

So einfach geht's

Geben Sie die Farben auf die Palette. Erfinden Sie Muster und Zeichen, die Sie direkt auf den Keilrahmen aufmalen, ohne vorzuzeichnen. Malen Sie Zickzacklinien, Kreise, Quadrate und Wellen – so bunt wie möglich – auf. Um dieses bunte Durcheinander zu bändigen, bekommt das Bild einen schwarzen Rahmen. Zeichnen Sie hierfür mit Lineal und weißem Farbstift einen 5 cm breiten Rahmen auf. Anschließend malen Sie ihn mit Eisenoxidschwarz aus.

Wirkung

Schauen Sie sich das fertige Bild noch einmal in aller Ruhe an: Wie wirkt es auf Sie?
Solche Muster zu malen schenkt Ihnen nicht nur mehr Ruhe und Entspannung, es erhöht außerdem die Intensität Ihrer Erlebnisse. Sie entdecken Ihre künstlerische Ader. Verspannungen lösen sich; auch Geist und Seele kommen wieder in ein gesundes Gleichgewicht. Und Sie können sich viel besser auf eine Sache konzentrieren.

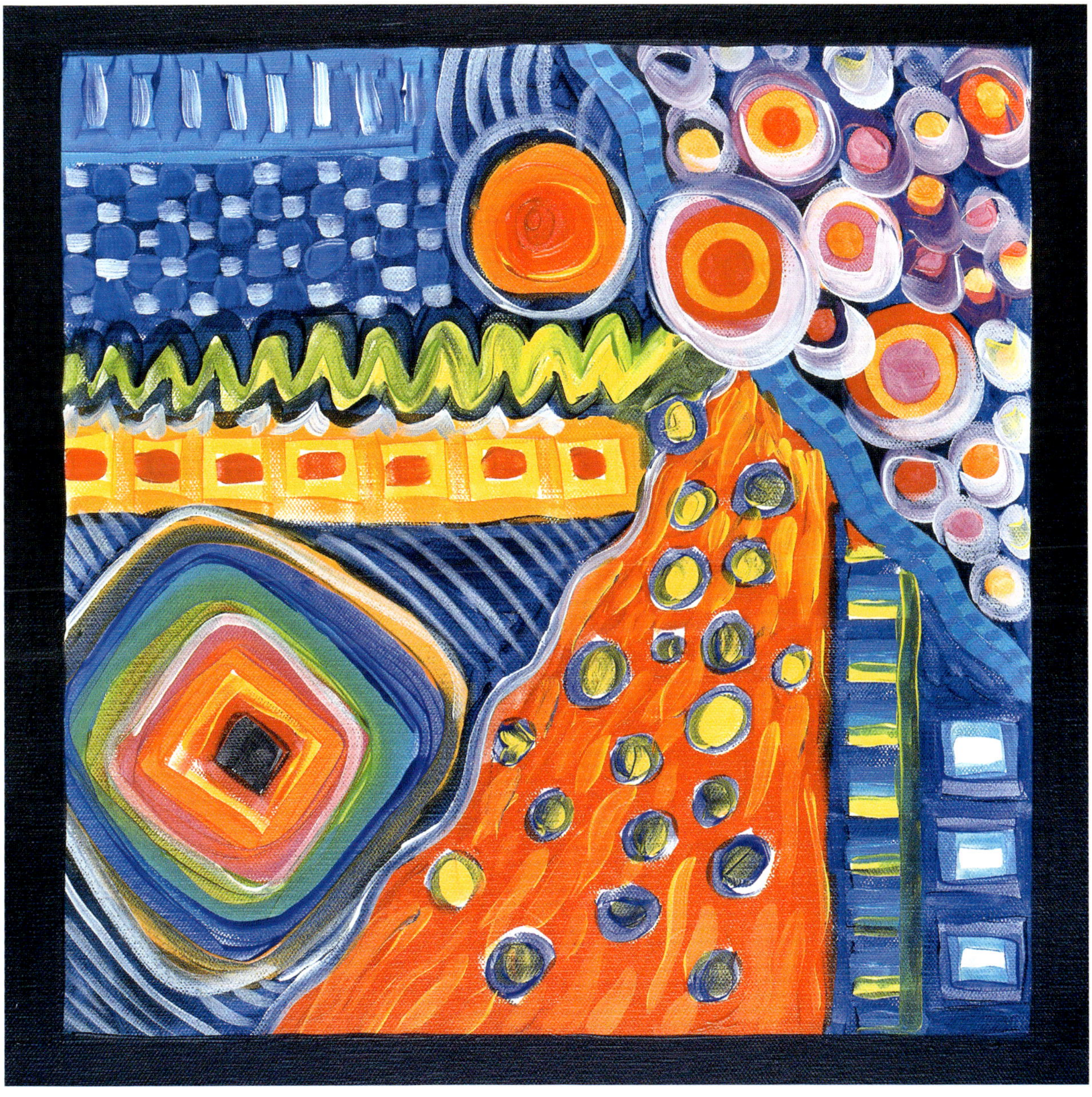

Mandalas malen 1

Malen tut einfach gut

Material:

Keilrahmen, 50 x 50 cm

Marabu-StudioAcrylfarben in

Primärgelb • Kadmiumgelb hell • Türkis • Kadmiumorange • Kadmiumrot hell • Kadmiumrot dkl. • Cyan • Coelinblau • Ultramarin • Pariserblau • Chromgrün hell • Permanentgrün hell • Chromoxidgrün feurig • Chromoxidgrün stumpf • Titanweiß

Synthetikhaarpinsel, flach, Größe 6, 8 und 16; rund, Größe 4

2 Wassergläser, Palette, Mallappen

Zeichenpapier in der Größe des Keilrahmens, Bleistift HB, Zirkel

Lineal, weicher Radiergummi

Musik:

entspannende Musik

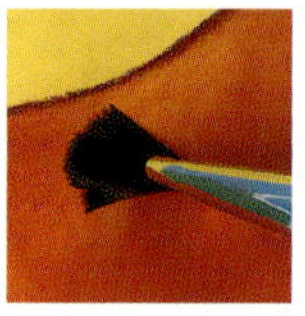

Wer manchmal zu Stift oder Pinsel greift, um zu malen, weiß, welch tiefe Zufriedenheit man dabei empfinden kann. Beim Malen ist man mit sich allein – mit all den positiven und negativen Erlebnissen und Gefühlen, die einen gerade beschäftigen. Malt man Formen aus, wie etwa bei einem Mandala, so kommt man noch ein Stück näher zu sich selbst, zu seinem heilen Kern.

Visualisierung

Setzen Sie sich bequem auf einen Stuhl und lassen Sie alle Anspannung los. Ihre Muskeln entspannen sich ganz und gar. Lenken Sie Ihre Aufmerksamkeit auf den Atem: Mit jedem Ausatmen lassen Sie auch Ihre Sorgen gehen. Wenn Sie sich entspannt haben, schließen Sie die Augen. Lassen Sie ein tiefes dunkles Violett vor Ihrem inneren Auge erscheinen, das in einer Blase über Ihrem Kopf schwebt. Diese Blase wird größer und größer … und der Rand der Blase wird immer heller, bis er fast weiß ist. Dann öffnet sich die Blase und überschüttet Sie mit Inspiration. Öffnen Sie die Augen und malen Sie Ihr Mandala.

So einfach geht's

Kreieren Sie Ihr eigenes Mandala. Machen Sie zuerst einen Entwurf auf dem Zeichenpapier. Zeichnen Sie spielerisch mit dem Bleistift, Zirkel und Lineal Kreise, Dreiecke und Linien auf das Papier. Am einfachsten ist es, wenn Sie mit dem Lineal die Mitte des Blattes markieren oder von einem mittig aufgezeichneten Stern oder Quadrat ausgehen. Sind Sie mit Ihrem Entwurf zufrieden, zeichnen Sie ihn noch einmal auf den Keilrahmen. Nun können Sie Ihr Mandala – in der Mitte begin-

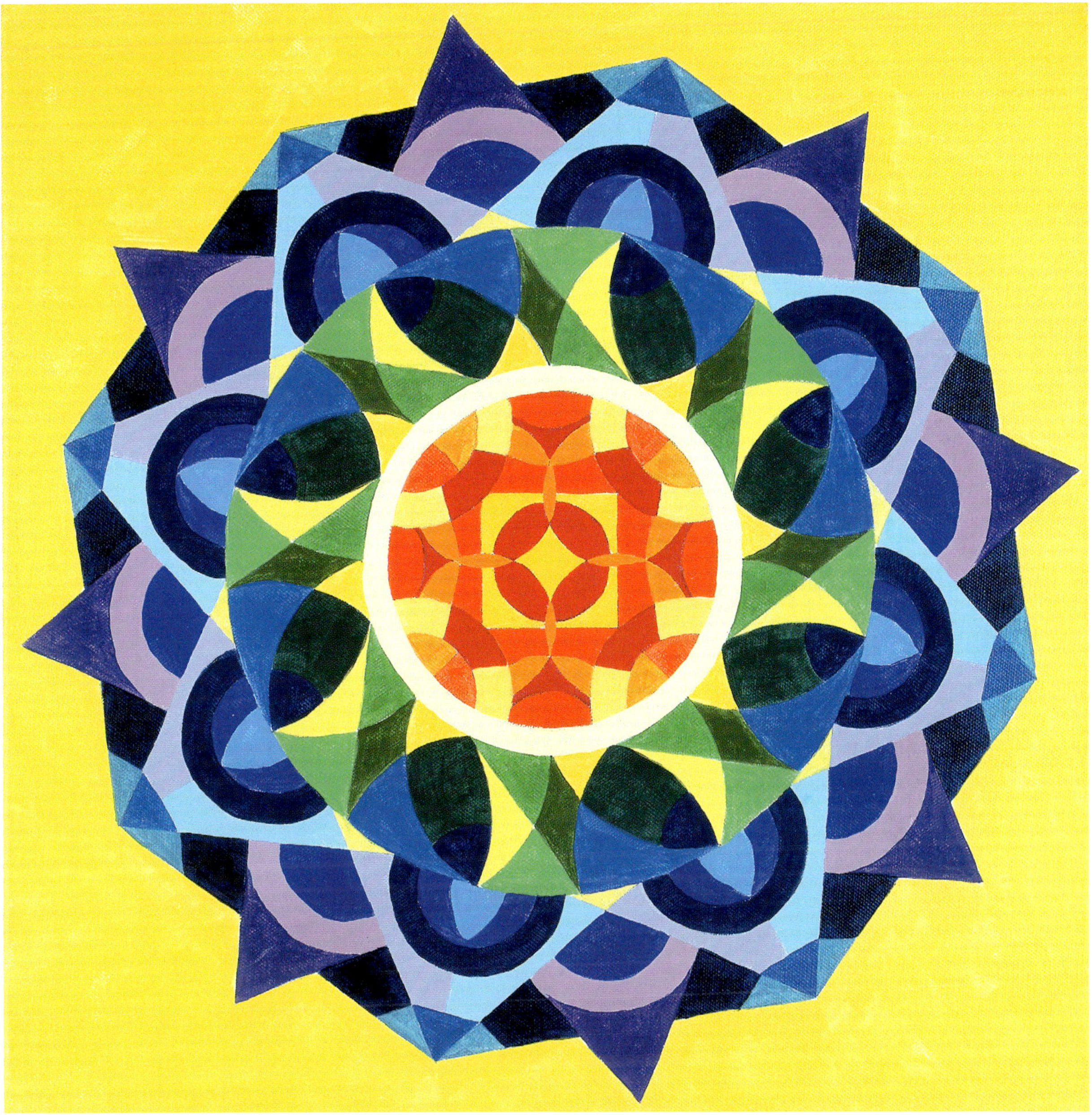

nend – ausmalen. Malen Sie immer alle Formen aus, die ein und dieselbe Farbe erhalten sollen. Benutzen Sie die Pinsel entsprechend der Größe der Fläche, die zu bemalen ist.

Wirkung

Wie wirkt Ihr fertiges Mandala auf Sie? Ihre Anspannung hat sich sicher gelöst und Sie sind ruhiger und entspannter. Ihre Stimmung hellt sich auf.

Wellness
Malübung

Malen Sie Mandalas in verschiedenen Rot-, Gelb- oder Grüntönen in Ihr Wellness-Malbuch. Schreiben Sie auf, was Sie empfinden, während Sie malen.

Mandalas malen 2

Malen ist Meditation

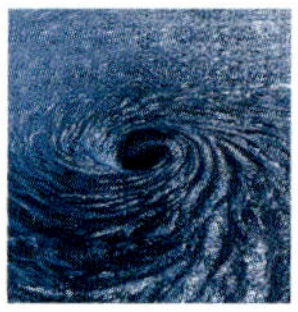

Techniken wie Yoga und Tai-Chi bereiten uns wunderbar auf die meditative Versenkung vor. Mandalas zu malen ist ideal für Menschen, die keine Meditationstechniken beherrschen – es beeinflusst unseren Gemütszustand positiv und unser sonst so rastloser Geist wird ruhiger. Hier wollen wir ein Mandala in nur einem Farbton malen. Unterschiedliche Farbnuancen schaffen wir, indem wir die Farben mischen.

Material:

Keilrahmen, 50 x 50 cm

Marabu-StudioAcrylfarben in

• Cyan • Coelinblau • Ultramarin

• Pariserblau • Titanweiß

Synthetikhaarpinsel, flach,

Größe 6, 8 und 16; rund, Größe 4

2 Wassergläser, Palette, Mallappen

Zeichenpapier in der Größe

des Keilrahmens

Bleistift HB, Zirkel, Lineal

weicher Radiergummi

Visualisierung

Setzen Sie sich aufrecht auf einen Stuhl. Ziehen Sie das Kinn ein wenig zur Brust, so dass die ganze Wirbelsäule eine gerade Linie bildet. Lassen Sie den Tagesstress hinter sich; alle Anspannung fällt von Ihnen ab und Sie fühlen sich wohl und entspannt. Schließen Sie die Augen und stellen Sie sich vor, wie in Ihrer Mitte ein helles Licht leuchtet. Dieses Licht wird langsam blau und es wird größer und größer. Es wächst über Ihren Körper hinaus und wird über Ihrem Kopf zu einem hell strahlenden blauen Himmel. Ein Gefühl von tiefem Frieden breitet sich in Ihnen aus. Öffnen Sie Ihre Augen und malen Sie Ihr Mandala.

Wellness
Malübung

Zeichnen Sie kleine Mandalas in Ihr Wellness-Malbuch. So können Sie sich auch unterwegs kurze Pausen gönnen, in denen Sie die Mandalas mit Farbstiften ausmalen.

So einfach geht's

Erinnern Sie sich an Ihre Kindheit: Wie spielerisch haben Sie damals mit Lineal, Bleistift und Zirkel immer neue Formen gefunden. Probieren Sie es aus: Fertigen Sie eine Skizze auf dem Papier an. Stechen Sie den Zirkel in der Mitte des Blattes ein und malen Sie Kreise. Verbinden Sie diese Kreise mit Bleistift, Lineal und Zirkel, bis Ihnen das Mandala gefällt. Wenn Sie dieses Mandala noch einmal auf dem Keilrahmen gezeichnet haben, beginnen Sie in der Mitte mit dem Ausmalen. Mischen Sie die verschiedenen Blautöne miteinander, hellen Sie die Farben durch Titanweiß auf und dunkeln Sie sie durch Pariserblau ab – so erhalten Sie immer neue Farbnuancen. Verwenden Sie einen Pinsel in einer Stärke, die zu der Fläche passt, die Sie gerade ausmalen wollen.

Wirkung

Betrachten Sie Ihr fertiges Mandala-Bild: Welche Wirkung hat es auf Sie? Mandalas zu malen beruhigt uns und dieser Effekt wird durch die blaue Farbe noch verstärkt.

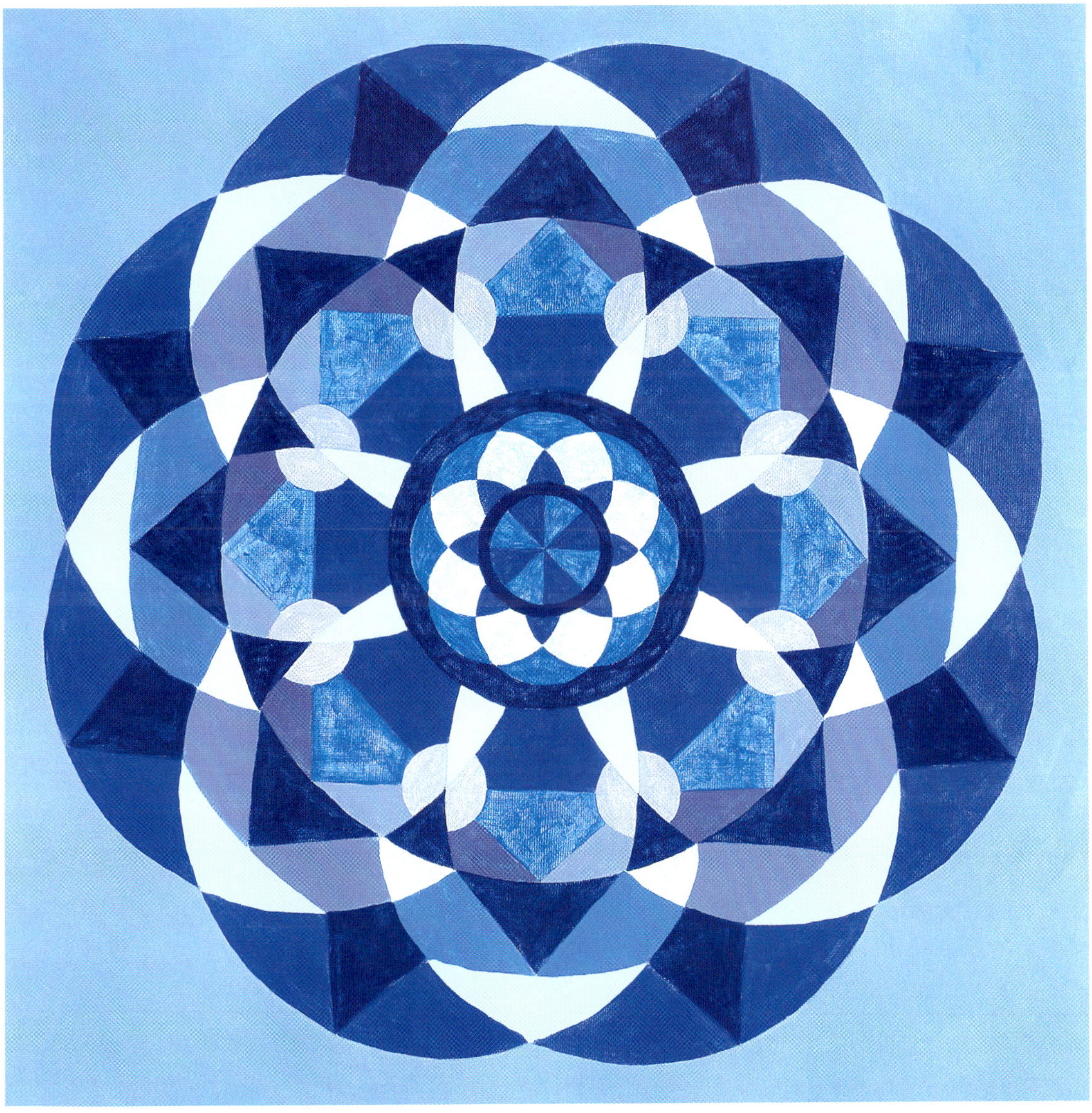

Bild-Geschichte

Einfach mal ausspannen

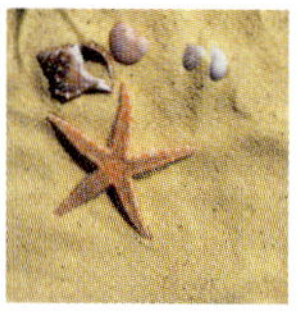

Eine andere Möglichkeit für eine entspannende Reise zu sich selbst ist die folgende: Malen Sie eine Landschaft, die Sie von ganzem Herzen lieben; einen Ausschnitt aus der Natur, der allein, wenn Sie ihn sich vorstellen, ein wohliges glückliches Prickeln in Ihnen auslöst; eine Landschaft, die Sie bereits erlebt haben, in der Sie schon umhergewandert sind, in der Sie geträumt, geliebt, gelacht haben – die in Ihnen nur positive Gefühle erzeugt. Sie können auch ein Foto zu Hilfe nehmen, damit Sie Ihr Bild realistischer gestalten können.

Material:

Keilrahmen, 50 x 50 cm

Marabu-StudioAcrylfarben in

•Kadmiumorange •Kadmiumrot dkl.

•Cyan •Coelinblau •Türkis •Chromgrün

hell •Chromoxidgrün stumpf •Lichter

Ocker •Siena gebrannt •Vandyckbraun

•Eisenoxidschwarz •Titanweiß

Synthetikhaarpinsel, flach,

Größe 12, 16; rund, Größe 5

2 Wassergläser, Palette, Mallappen

wasserlöslicher Farbstift in Blau

Visualisierung

Nehmen Sie sich einen Augenblick Zeit und setzen Sie sich bequem auf einen Stuhl. Betrachten Sie Ihr Foto oder lassen Sie Ihre Lieblingslandschaft vor Ihrem inneren Auge entstehen. Schließen Sie die Augen. Erinnern Sie sich genau an das Glücksgefühl, das Sie an diesem Ort empfunden haben. Spüren Sie die Sonne auf Ihrer Haut; hören, riechen, fühlen Sie genau das, was Sie damals erlebten ... und lassen Sie sich vollkommen in das Erlebte hineinfallen.
Nun fühlen Sie sich wohl und zufrieden. Öffnen Sie die Augen.

Wellness
Malübung

Malen Sie „Bilder des Glücks" in Ihr Wellness-Malbuch, wenn Ihnen solche Augenblicke begegnen.

So einfach geht's

Versuchen Sie das Foto, wenn Sie eines haben, mit dem wasserlöslichen Farbstift auf dem Keilrahmen zu skizzieren. Legen Sie zuerst den Himmel an. Zum Schluss visualisieren oder malen Sie sich noch in Ihre Wellness-Landschaft hinein.

Wenn Sie dieses Bild nachmalen wollen, gehen Sie wie folgt vor: Malen Sie den Himmel in Coelinblau und Titanweiß, das Meer in Cyan, Türkis und Titanweiß. Für den Strand wurde Titanweiß, Lichter Ocker und Siena gebrannt verwendet. Die Grasbüschel werden mit dem feinen Pinsel in Siena gebrannt, Chromgrün hell und Chromoxidgrün stumpf gemalt. Für das Holz der Liegestühle nehmen Sie Vandyckbraun und Eisenoxidschwarz; für die Bezüge Titanweiß, Kadmiumrot hell, Kadmiumrot dkl. und Kadmiumorange.

Wirkung

Betrachten Sie Ihr fertiges Bild. Wie wirkt es auf Sie? Dieses Glücksgefühl können Sie jedes Mal, wenn Sie das Bild betrachten, erleben.

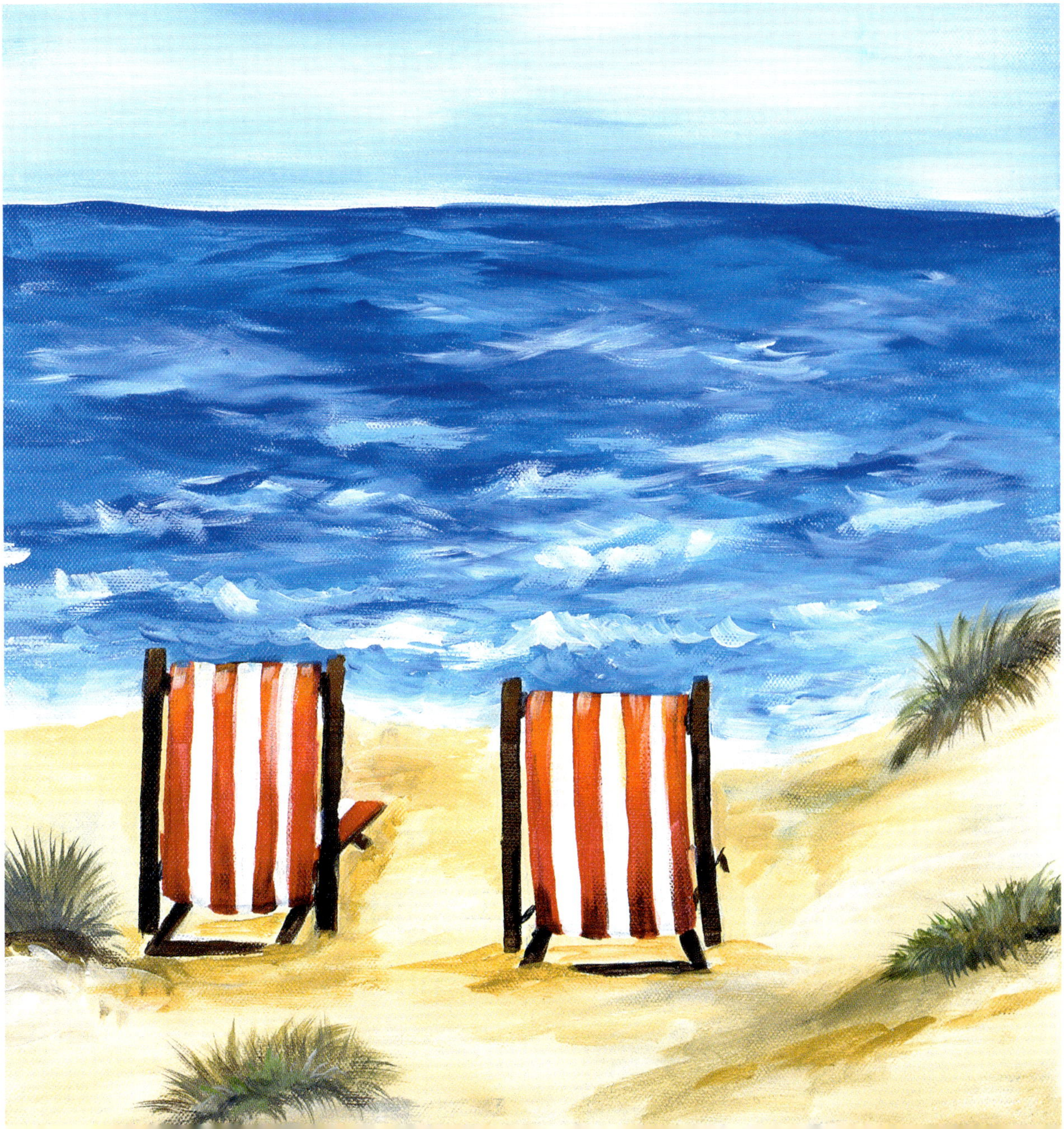

Test

Welche Farbe entspricht Ihrem Typ?

1. Sie haben einen Einkaufsbummel gemacht und stellen zu Hause fest, dass Ihnen die Kleidungsstücke doch nicht so gut gefallen. Was tun Sie?
a. Ich behalte die Kleidungsstücke.
b. Ich bringe sie zurück.
c. Ich schenke sie einer Freundin oder einem Freund.

2. Sie müssen eine schwierige Aufgabe bewältigen. Was tun Sie?
a. Ich stürze mich voller Energie in die Arbeit, mache zwischendurch eine kleine Pause und arbeite dann weiter.
b. Ich arbeite in ruhigem Tempo, bis alles erledigt ist.
c. Ich arbeite so zügig und konzentriert, wie ich kann, bis die Arbeit getan ist.

3. Sind Sie gern allein?
a. Ja, auf jeden Fall.
b. Das hängt von meiner Stimmung ab.
c. Nein, allein ist mir schnell langweilig.

4. Stellen Sie sich gern auf neue und ungewöhnliche Situationen ein?
a. Ja, das finde ich spannend.
b. Manchmal, je nach Laune.
c. Nein, überhaupt nicht.

5. Ihre Liebesbeziehungen sind im Normalfall …
a. sehr leidenschaftlich.
b. romantisch und halten lang.
c. von Respekt vor dem anderen getragen.

6. Wie verhalten Sie sich, wenn eine Liebesbeziehung endet?
a. Ich trauere der Liebe lang nach.
b. Ich wende mich einer neuen Liebe zu.
c. Ich akzeptiere die Situation, auch wenn es weh tut.

7. Sie sind mitten in einer Diskussion, in der Sie gefühlsmäßig stark engagiert sind. Sie wissen, dass Sie im Recht sind und …
a. lassen sich auf keine weiteren Diskussionen ein.
b. versuchen dennoch, die Meinung anderer zu verstehen.
c. kämpfen dafür.

8. Bei einer Bewerbung haben Sie die Wahl: Mit wem möchten Sie zuerst sprechen?
a. Mit dem Abteilungsleiter.
b. Mit dem Chef.
c. Mit dem Personalchef.

9. Wo sitzen Sie im Flugzeug am liebsten?
a. Am Gang.
b. Am Fenster.
c. Das ist mir egal.

10. Wie entspannen Sie sich am besten nach einem anstrengenden Tag?
a. Mit einem romantischen Dinner zu zweit.
b. Bei einem langen Spaziergang.
c. Ich gehe meinem Hobby nach.

11. Sie sind auf einer Städtetour und kennen sich nicht aus. Was tun Sie?

a. Ich frage mich durch.

b. Ich nehme einen Stadtplan zur Hand.

c. Ich gehe immer der Nase nach.

12. Was würde Ihnen das Gefühl der Zufriedenheit geben?

a. Wenn ich einem anderen Menschen etwas Gutes tue.

b. Wenn ich eine Party gebe, von der man noch lang spricht.

c. Wenn ich mir etwas vornehme und es dann auch erreiche.

Auswertung

1. a.■ b.♦ c.●	2. a.♦ b.■ c.●	3. a.■ b.♦ c.●	4. a.● b.♦ c.■
5. a.● b.■ c.♦	6. a.■ b.● c.♦	7. a.● b.♦ c.■	8. a.■ b.● c.♦
9. a.♦ b.● c.■	10. a.● b.■ c.♦	11. a.♦ b.■ c.●	12. a.■ b.● c.♦

Auflösung

Welche Farbe entspricht Ihrem Typ?

Überwiegend ♦
Hallo Sonnenschein! Gelb ist Ihre Farbe. Sie strahlen und glänzen wie ein heller Sonnentag. Sie sind offen, schäumen förmlich über vor Wärme und Zufriedenheit. Sie sind schwungvoll, begeisterungsfähig, tatkräftig, aufgeschlossen und intelligent.

Überwiegend ●
Als rote Persönlichkeit sind Sie dynamisch, leidenschaftlich, kraftvoll und aufregend. Sie sind sinnlich und äußerst energiegeladen. In Ihnen steckt die intensive Kraft eines lodernden Feuers.

Überwiegend ■
Als blaue Persönlichkeit sind Sie willensstark und erfrischend herzlich. Sie wägen alle Situationen zuerst einmal sorgfältig ab. Sie sind künstlerisch begabt, aufmunternd, heiter und gelassen. Ihre Energie fließt ruhig und beständig.

Von diesen Symbolen die gleiche Anzahl ■ + ♦
Als grüne Persönlichkeit verkörpern Sie Freundlichkeit und Kraft. Sie sind sensibel, herzlich, kreativ und gefühlvoll. Sie sind freigebig und lieben Kunst, Musik und die Wissenschaften. Sie möchten mit jedem und allen gut auskommen.

Von diesen Symbolen die gleiche Anzahl ■ + ●
Als violette Persönlichkeit sind Sie kraftvoll, majestätisch und dynamisch. Sie sind ein willensstarker und sehr sensibler Freidenker und Individualist. Außerdem sind Sie kreativ und haben eine klare Meinung.

Von diesen Symbolen die gleiche Anzahl ● + ♦
Als orangefarbene Persönlichkeit lieben Sie es, überall dort aktiv zu sein, wo Sie mit Menschen zusammentreffen. Sie mögen Geselligkeit; sind ehrgeizig, fleißig, tatkräftig und zielstrebig. Sie sind körperlich und geistig spontan und impulsiv.

Von diesen Symbolen die gleiche Anzahl ● + ■ + ♦
Als braune Persönlichkeit sind Sie solide, stehen fest auf der Erde und sind äußerst praktisch veranlagt. Außerdem verfügen Sie über Sinnlichkeit, Stolz, Fleiß und sind traditionsbewusst.

Impressum

Entwurf, Realisation und Steppfotos: Gabriele Schuller
Lektorat: Martina Klose, Freiburg
Redaktion: Erika Schuler-Konietzny
Fotos: ccvision: Cover-Abb. u., und Seite 2/3, 8, 9, 10, 14/15, 16, 18, 20, 22, 24, 26, 28, 32, 34, 36, 38/39 (4), 40, 42, 44, 46, 54, 56, 60, 62/63, 64, 66, 68, 70, 72, 74, 76, 78, 80, 86, 88; Gabriele Schuller: Seite 30, 38/39 (2), 48, 52, 58; Ingram Publishing: Seite 13, 82; OZ-Archiv: Seite 50, 84; Quarto Publishing: Cover-Abb. o., Seite 11; Seite 12: Foto: Peter Münich, Styling: Gabriele Hagen-Klotz
Umschlaggestaltung: Christiane Kölble
Layout und Produktion: art und weise, Freiburg
Druck: J.P. Himmer, Augsburg

Hersteller

Farben und Lacke:
Marabuwerke GmbH & Co. KG
Asperger Straße 4
71730 Tamm
www.marabu-kreativ.de

Dank

Die Autorin dankt den Firmen Rayher Hobbykunst und VBS Bastel-Service GmbH, die sie bei der Erstellung des Buches mit Material unterstützt haben.